I0438233

10 Superfood 2

Powerfoods für mehr Gesundheit, mehr
Lebensenergie und natürliches
Anti-Aging

von

Michael Iatroudakis

Bibliografische Informationen der Deutschen Nationalbibliothek: Die Deutsche Nationalbibliothek verzeichnet diese Publikation in der Deutschen Nationalbibliografie; detaillierte bibliografische Daten sind im Internet über dnb.d-nb.de abrufbar.

ISBN-13: 978-1500556518
ISBN-10: 1500556513

Hinweis:

Diese Publikation wurde nach bestem Wissen recherchiert und erstellt. Verlag und Autor können jedoch keinerlei Haftung für Ideen, Konzepte, Empfehlungen und Sachverhalte übernehmen.

Die publizierten Tipps und Ratschläge sind als Hilfen zu verstehen, um jeweils zu eigenen Lösungen zu kommen. Bei offenen Fragen kontaktieren Sie bitte Ihren Hausarzt.

Das Buch ersetzt nicht eine medizinische Behandlung / Therapie oder eine krankheitsbedingte Ernährungstherapie / Beratung. Der Autor und der Verleger können keine absolute Garantie für Ihr persönliches Ergebnis übernehmen. Sie handeln in allen Fällen eigenverantwortlich.

Als Leserin und Leser dieses Buches möchten wir Sie ausdrücklich darauf hinweisen, dass keine Erfolgsgarantien oder Ähnliches gewährleistet werden können. Auch kann keinerlei Verantwortung für jegliche Art von Folgen, die Ihnen oder anderen Lesern im Zusammenhang mit dem Inhalt dieses Buches entstehen, übernommen werden.

Der Leser ist für die aus diesem Buch resultierenden Ideen und Aktionen selbst verantwortlich.

Inhaltsverzeichnis:

Vorwort

Aufgrund der vielen positiven Rückmeldungen, seitens meiner Leser in Bezug auf das Buch "10 Superfoods 1", sah ich mich gezwungen ;-) ein Folgeband herauszubringen. Ich wünsche Ihnen eine Menge Inspiration...

Was sind Superfoods?

Superfoods sind Lebensmittel, die über einen hohen und konzentrierten Anteil an wertvollen Nährstoffen verfügen. Jeder Kultur entspringt eine Pflanze, welche einen besonders hohen Gehalt an Inhaltsstoffen aufweist. Bei den Chinesen ist es z.B. der Matcha Tee, bei den Afrikanern der Moringa Baum usw.

Unsere heutige Nahrungsmittelproduktion hat dazu geführt, dass konventionelle angebaute Lebensmittel einen geringeren Nährwert aufweisen als zur vorindustriellen Zeit. Des Weiteren wird heute das meiste Obst , wie auch das Gemüse, unreif geerntet, dann gelagert und transportiert, wodurch sich der Nährstoffgehalt bedeutend minimiert. Hinzu kommt, dass immer mehr umwelt- und lebensweisebedingte Stressfaktoren, letztendlich unseren Bedarf an Vitalstoffen erhöhen. Hektische Lebensführung, Suchtmittel (Zigarettenkonsum usw.), Autoabgase, Chemierückstände in Textilien wie auch in Nahrungsmitteln, sind nur kleine Beispiele von täglichen

Stressfaktoren, die uns körperlich zusätzlich belasten.

Statt nach künstlichen Vitamin- und Mineral-stoffpräparaten zu greifen, entdecken immer mehr Menschen, dass es eher Sinn macht die Lebensweise grundlegend zu verbessern und auf naturbelassene Nahrung zurückzugreifen. Superfoods haben eine besonders hohe und synergetisch wirkende Zusam-mensetzung von Nährstoffen, die ausgewogen und ganzheitlich auf den Körper wirken. Superfoods ha-ben eine oft lange Tradition in unterschiedlichen Kulturen und sich somit über Jahrhunderte (Jahrtausende) bewährt.

In diesem Buch geht es um Superfoods anderer Kul-turen, die man mit einfachen Mitteln in sein persönli-ches Essverhalten integrieren kann. Sie können in der Regel ohne Probleme gelagert werden und sind, dank Internet, jederzeit verfügbar.

Beachten Sie: Superfoods alleine können jedoch keine Wunder vollbringen. Eine ausgewogene Ernährung, reichlich Bewegung, ein positives Gemüt sowie ein intaktes Sozialleben sind durch nichts zu ersetzten.

Ich wünsche Ihnen eine Menge Gesundheit...

Ihr
Michael Iatroudakis

Acai-Beeren

Die Acai Beere – ein natürliches Nahrungsergänzungsmittel

Die US-Moderatorin Oprah Winfrey stellte bereits vor einigen Jahren die Acai Beere in ihrer Sendung vor und bezeichnete sie als „Superfood". Während über die Beere gesprochen wurde, kamen auch die enthaltenen Antioxidantien zur Sprache. Die Folge: Es begann ein wahrer Run auf die Acai Beere und zwischenzeitlich hat die kleine Beere auch ihren Weg nach Deutschland gefunden, wo sie immer mehr Menschen von ihren Qualitäten überzeugt.

Die Acai Beere – woher stammt sie?

Bei der Acai Beere handelt es sich um eine Frucht der Kohlpalme, die in Südamerika beheimatet ist. Schon seit eh und je nutzen die Ureinwohner die Beere als Lebensmittel. Die kleine Frucht ist reich an Antioxidantien, essenziellen Fettsäuren und wertvollen Nährstoffen.

Die Kohlpalme, auf der die Acai Beere wächst, stammt ganz genau aus dem Amazonas Gebiet und ist mehrstämmig (bis zu 25 Stämmen). Hauptsächlich findet man die Palme in Meeresnähe und sollte sie im Inland stehen, dann stets in einem Feuchtgebiet bzw. in der Nähe von großen Flüssen. Die Frucht selbst ist circa ein bis zwei Zentimeter groß, dunkelblau und besteht zu 90% aus einem Kern. Essbar ist allerdings nur die Haut. Daher werden die Acai Beeren nach der Ernte entkernt, püriert und anschließend verkauft.

Allerdings kommt die Beere in den verschiedensten Formen nach ihrer Bearbeitung auf den Markt. So wird die Acai Beere für Schlankheitskuren zumeist in Kapsel-Form angeboten, doch auch als Saft ist sie erhältlich, den man beispielsweise für Smoothies verwenden kann. Desweiteren ist die Acai Beere auch in der Kosmetik zu finden, wo sie in Cremes und Shampoos zu finden ist.

Die Vorzüge der Acai Beeren

Die Acai Beeren besitzen viele Vorteile, die es lohnt kennenzulernen. All diese machen die Beere zu einem idealen Nahrungsergänzungsmittel. Zuerst einmal hat sie den Vorteil, dass sie frei von jeglichen Schadstoffen gedeiht und somit völlig natürlich wächst. Das bedeutet: Die Früchte können sich ganz ohne den Einsatz von Chemikalien oder Pestiziden entfalten. Weiterhin sind Acai Beeren sehr gut konsumierbar, da sie auf dem Markt in den verschiedensten Darreichungsformen angeboten werden.

Acai Beeren stärken nicht nur das Immunsystem, sodass man weniger anfällig für Krankheiten ist, sondern sie regen zudem auch den Stoffwechsel an.

Dadurch wird das Fettgewebe in Energie umgewandelt, was der Gewichtsreduzierung zugute kommt. Außerdem enthalten die Beeren auch eine große Menge an Antioxidantien, wodurch die Alterung der Zellen verlangsamt wird. Darüber hinaus sind die Acai Beeren reich an Fettsäuren und das trägt dazu bei, dass der Cholesterinspiegel gesenkt wird.

Die Legende um die Acai Beere

Wie erhielt die Acai Beere (gesprochen Assa-i Beere) ihren Namen? Wie die Acai Beeren entdeckt wurden, erzählen eine Menge Geschichten. Ebenso werden über ihre wirksamen Inhaltsstoffe rege Spekulationen betrieben. Doch nur eine dieser Geschichten, die bereits lange Zeit von den Einheimischen aus dem Ursprungsgebiet der Beere erzählt wird, hält sich auch bis heute hartnäckig.

Im Regenwald des Amazonas lebte vor langer Zeit ein Stamm und dieser hatte ein großes Problem, da nicht genug Nahrung vorhanden war. Die Vorräte reichten noch nicht einmal aus, um alle Mitglieder des Stammes so zu ernähren und das Überleben zu sichern. Daher fassten sie den grausamen Entschluss alle Neugeborenen zu töten, damit die kräftigen Jäger und Krieger durchhalten konnten. Auch einem Krieger des Stammes erging es so, dessen neugeborene Tochter Iaca hiess. Da der Schmerz über den Verlust seiner Tochter so groß war, hörte er ständig im Schlaf

Babyschreie. Eines Nachts folgte er den Schreien und brach dann irgendwo müde und erschöpft unter einer Palme zusammen und schlief ein. Als er am nächsten Morgen die Augen aufschlug, sah er in den Himmel und erblickte einen Ast, der reich an lila Beeren war.

Da sein Magen knurrte und er nichts zu essen hatte, entschloss er sich eine dieser Beeren zu essen. Der Geschmack war angenehm und sie stillten schnell seinen Hunger. Er nahm von diesen Beeren einige mit in das Dorf, da er diese gut vertrug und für bekömmlich hielt. Als die Stammesmitglieder von den Beeren gegessen hatten, fanden sie einige Zeit später zurück zu ihrer alten Stärke und niemand musste mehr Hunger leiden. Der Beschluss, die Säuglinge zu töten, wurde schließlich aufgehoben und die Beeren erhielten den Namen „Acai" (Iaca rückwärts gelesen) in Erinnerung an die Tochter des Kriegers. ←

Das ist eine der vielen Geschichten, wie die Beeren zu ihrem Namen kamen - doch die Krieger wussten damals noch nicht, welche wertvollen Inhaltsstoffe die Acai Beeren enthielten.

Die Inhaltsstoffe

100 g Acai Beeren enthalten lediglich 193 kcal, die sich in circa 18g Fett, 4,4 g Kohlenhydrate und 4,5 g Eiweiß (Proteine) auseinandersetzen. Darüber hinaus enthält die kleine blaue Superfrucht auch die wichti-

gen Omega-Fettsäuren, besitzt zahlreiche Proteine sowie ein hohes Maß an Vitaminen A, B, C und E.

Der Acai Beere wird nachgesagt, dass sie in der Lage ist, die Blutzuckerwerte zu kontrollieren, da sie reich an Calcium, Kalium, Zink, Kupfer und Magnesium ist. All diese Inhaltsstoffe sind zudem gut für die Zähne, die Knochen und auch das Herz profitiert davon.

Kurz gesagt: So klein, wie die Acai Beeren auch sind, sie enthalten viel Kraft und sind somit ein wahres Geschenk der Natur an die Menschheit.

Die Acai Beeren und ihre Anwendungsmöglichkeiten

Ausdauer und Energielieferant

Immer mehr Sportler greifen zur Acai Beere, da sie die Energie und somit auch die Ausdauer steigert. Zudem versorgt die Beere den Körper parallel mit den notwendigen Nährstoffen, was viele Vorteile mit sich bringt und das nicht nur für den Sportler.

Vorbeugung von Krankheiten

Durch die Antioxidantien, die in der Acai Beere enthalten sind, wird ein Zellschutz aufgebaut, der dafür sorgt, dass die freien Radikale unschädlich gemacht werden. Die Folge ist, dass der Alterungsprozess verlangsamt wird und Krankheiten vorgebeugt werden. Die schädlichen freien Radikale entstehen beispielsweise durch Smog, Pestizide, die sich in der Luft befinden sowie Sonnenstrahlen.

Die Sehkraft erhalten

Ein jeder hat den Wunsch, dass seine Sehkraft sehr lange erhalten bleibt. Dafür benötigt der Körper Antioxidantien, Anthocyanine und ausreichend Vitamin A. Da der menschliche Körper allerdings nicht in der Lage ist, diese selbst herzustellen, müssen sie durch die Nahrung dem Organismus zugeführt werden. In der Acai Beere sind all diese wichtigen Stoffe enthalten – gleichzeitig ist die Frucht noch einfach zu verarbeiten. Das bedeutet, dass all die wichtigen Inhaltsstoffe optimal ihre Wirkung freisetzen können.

Im eigentlichen Sinne ist die Acai Beere äußerst vielfältig:

- Sie unterstützt das Immunsystem
- Hilft bei der Gewichtsreduzierung
- Verbessert die Verdauung
- Lindert Schmerzen
- Fördert den gesunden Schlaf
- Sie steigert die Energie und Ausdauer

Zudem ist sie in der Lage:

- Die Libido zu steigern

- Krankheiten zu bekämpfen

- Den Blutdruck zu senken

- Entzündungen zu bekämpfen

- Den Alterungsprozess zu verlangsamen

- Vor Herzkrankheiten zu schützen

Wissenschaftliche Studien über die Acai Beere

Die positiven Wirkungen der Acai Beeren werden von vielfachen Studien bereits untermauert. Aufgrund des starken Interesses an dieser Frucht, hat sich die Wissenschaft ebenso der Acai Beere gewidmet und inzwischen Nachweise geliefert, welche die Effekte der Beeren bestätigen.

An der Universität Florida (Institute of Food and Agriculture Sciences, USA/Florida) führten Stephen Talcott und sein Team einige Forschungsarbeiten durch. Im Jahr 2006 wies das Team an Zellkulturen nach, dass das Extrakt der Acai Beeren in bis zu 86 % eine Selbstzerstörungsreaktion an Leukämiezellen auslöst. Allerdings wird ausdrücklich darauf hingewiesen, dass diese Studie keinen Nachweis darauf gibt, dass Leukämie verhindert werden kann. Zudem existieren keinen Zahlen, wie sich die Beere auf Bezug von Leukämieerkrankungen verhält. 2008 führte Stephen Talcott eine weitere Studie mit seinem Team durch und nahm dabei die Antioxidantien der Beeren genauer unter die Lupe. Es wurde dabei aufgezeigt, dass die antioxidative Aktivität des Blutes beim Verzehr der Acai Beeren ansteigt.

Eine weitere Studie aus dem Jahr 2011 von der Forschergruppe der Universität Kobe und Fukui in Japan kam zu der Erkenntnis, dass die Acai Beere über eine hemmende Wirkung auf die IgE-vermittelte Aktivierung der Mastzellen hat. Eben diese spielt bei den allergischen Reaktionen eine große Rolle.

Dass weitere Studien nötig und wichtig sind, darüber sind sich alle Forschungsgruppen einig, denn nur so kann das gesamte Potenzial der kleinen „Wunderbeere" erklärt werden.

Acerola Kirsche

Sie ist ein wahres Gesundheitswunder!

Husten, Schnupfen, Heiserkeit, spätestens im Winter erwischt es jeden mindestens einmal, wenn er den Herbst ohne Erkältung überstanden hat. Eine gute Vorbeugung ist da Vitamin C, denn es stärkt die Abwehrkräfte. Eine besondere Powerbombe ist die kleine Frucht, die aus den Tropen stammt. Es lohnt sich absolut dieses Superfood kennenzulernen, die auf Platz 2 der Vitamin-C-reichsten Früchte in der Weltrangliste rangiert. Nur die Acerola-Kirsche konnte unserem Gesundheitsfrüchtchen bisher den Platz streitig machen, ist diese mit noch mehr Vitamin-C gesegnet.

Die Eigenschaften und die Herkunft

Bei der Acerola-Kirsche handelt es sich um eine Steinfrucht des Malpighiengewächses. Die Früchte gedeihen an einem kleinen Baum, der hauptsächlich in Jamaika, Florida, Mexico und Brasilien angebaut wird, da dieses Gewächs ein subtropisches Klima benötigt.

Während der Regenzeit zeigen sich an dem Baum pinkfarbene oder weiße Blüten. Die Frucht selbst reift innerhalb von 25 Tagen. Geerntet werden kann die Acerola-Kirsche bis zu viermal im Jahr. Das Fruchtfleisch der Acerola-Kirsche, das aus drei Segmenten besteht, in welchen jeweils ein Kern enthalten ist, ist sehr saftig und besteht aus über 80% Flüssigkeit. Die dünne Haut der Acerola glänzt, ist glatt und sehr empfindlich. Die Frucht selbst hat einen säuerlichen Geschmack. Aufgrund dessen, dass die Acerola-Kirsche über eine sehr dünne Haut und erfrischendes Fleisch verfügt, ist es kaum möglich, außerhalb der Anbaugebiete die empfindlichen Früchte zu erhalten, da die Frucht einfach nicht für einen Transport geeignet ist. Die Frucht verdirbt innerhalb von drei bis fünf Tagen, nachdem sie geerntet wurde. Somit wird sie in Deutschland so gut wie gar nicht frisch angeboten. Die Reformhäuser und Bio-Supermärkte bieten die Acerola als Saft an, der im Kühlschrank gelagert wird.

Die Frucht ähnelt zwar unseren heimischen Kirschen, obwohl die beiden Sorten nicht miteinander verwandt sind und nur das Aussehen teilen. Die Acerola-Kirsche ist ca. ein bis drei Zentimeter groß und rot. Weitere Bezeichnungen sind: Ahorn-, Antillen-, Barbados- oder Puerto-Rico-Kirsche.

Nährwert der Acerola Kirsche

Hier macht es letztendlich die Mischung, denn die sehr wichtige antioxidantische Wirkung des Vitamin C wird in der Kombination mit den anderen Inhaltsstoffen der Acerola-Kirsche optimiert. So verstärkt das enthaltene Vitamin A die Wirkung des Vitamin C und selbst die anderen Inhaltsstoffe tragen dazu bei, dass der Körper das Vitamin C sehr gut aufnehmen kann. Dieses ist nicht erreichbar durch Vitamin C, das künstlich hergestellt wird.

Vitamin C

Der Mensch bzw. der menschliche Körper ist nicht dazu in der Lage, ebenso wie einige Säugetiere, Vitamin C selbst herzustellen. Das ist darauf zurückzuführen, dass der Organismus nicht über das Enzym Gulonolacton-Oxydase verfügt, das notwendig ist, um das Vitamin zu produzieren.

Daher muss Vitamin C über die Nahrung dem Körper zugeführt werden. Erhält der Körper zu wenig von dem Vitamin, kann dies infolgedessen zu einer Vitamin-C-Mangelerscheinung (Skorbut) führen. Diese Mangelerscheinungen machen sich allerdings erst in einem recht späten Stadium bemerkbar.

Dazu zählen zum Beispiel: Schlechte Wundheilung, Bindegewebsschwäche, geschwächtes Immunsystem, erhöhte Infektionsgefahr, Müdigkeit, persönlichkeitsbezogene Veränderungen bis hin zu Depressionen und anderweitige Erkrankungen. Ist der Körper mit Vitamin C unterversorgt - das heißt er erhält das Vitamin, jedoch nicht in ausreichender Menge - dann kann auch dies zu gesundheitlichen Einschränkungen führen, welche man kaum wahrnimmt, aber die das Wohlbefinden beeinträchtigen.

In den 1960iger Jahren wurde der Mindestbedarf an Vitamin C auf 60mg festgelegt. Doch neuere Studien belegen, dass der Mensch eine weitaus höhere Dosis benötigt, damit eine optimale Versorgung mit Vitamin C gewährleistet ist. Die Empfehlung von Linus Pauling (einem zweifachen Nobelpreisträger) lautet sogar, dass bis zu 2 Gramm Vitamin C pro Tag eingenommen werden sollten, damit die unbemerkten Mangelerscheinungen ausgeschlossen werden können. Da Vitamin C ein wasserlösliches Vitamin ist, leitet der Körper einen eventuellen Überschuss schnell wieder aus. Daher sollte Vitamin C mehrmals über den Tag verteilt eingenommen werden. Wer das nicht möchte, der kann alternativ dazu dann die Acerola-Kirsche bzw. das Acerola-Fruchtpulver nutzen.

Vor allem ältere Menschen sollten auf ihren Vitamin-C-Haushalt achten. Ebenso bei Kindern, die sich in der Wachstumsphase befinden, ist es wichtig, dass der Vitamin-C-Bedarf ausgeglichen ist. Doch auch bei Stress, Infektionen, rheumatischen Beschwerden, Diabetes, bei regelmäßigem Konsum von Medikamenten wie beispielsweise der Anti-Babypille oder Aspirin sowie erhöhten Alkohol-Genuss erhöht sich der Bedarf an Vitamin C. Dieser kann oftmals nicht durch die normale Ernährung ausgeglichen werden.

Anwendungsmöglichkeiten von Acerola:

1.

Erkältungskrankheiten: Dabei unterstützen die Vitamine und Mineralstoffe das Immunsystem

2.

Wundheilung: Die in der Acerola enthaltenen Anthocyane wirken schmerzlindernd und entzündungshemmend. Zudem vermindern sie die Freisetzung von Histamin, das unter anderem hervorgerufen wird durch Allergien.

3.

Krebs- und Tumorvorsorge: Bei Vitamin C und den Anthocyanen handelt es sich um wirksame Antioxidantien, welche in der Lage sind, die freien Radikalen abzufangen.

4.

Eisenmangel: Der Körper kann durch die Beigabe von Acerola Eisen besser aufnehmen.

5.

Wohlstandskrankheiten: Beispielsweise Diabetes und

zu hohe Cholesterinwerte. Die Acerola Kirsche hält den Blutzucker konstant und senkt die Cholesterinwerte.

6.

Das Hautbild verbessert sich und vermindert die Hautalterung. Das Vitamin C, das in der Frucht enthalten ist, hilft das Kollagen der Haut zu erhalten.

7.

Körperliche und geistige Fitness: Vitamin C und die restlichen Inhaltsstoffe der Acerola wirken auf den Organismus/Körper wie eine Art Tonikum.

8.

Entgiften! Die Acerola Kirsche unterstützt aufgrund ihrer Inhaltsstoffe den Körper bei Problemen mit der Leber sowie bei Drogenentzug und Diäten (hier wird das Fettgewebe während des Gewichtsverlustes besser abgebaut).

Studien haben ebenso ergeben, dass Acerola auch bei Rheuma und Tuberkulose eingesetzt werden kann, da die Frucht durch ihre Inhaltsstoffe einen entzündungshemmenden Effekt besitzt.

Coenzym Q 10

Bei Q-10 (Coenzym Q10) handelt es sich um eine körpereigene Substanz, die wir zum Teil mit der Nahrung aufnehmen und die der Körper zudem auch selbst produziert. Die Energie aus der Nahrung wird in den menschlichen Zellen in ATP (körpereigene Energie) umgewandelt. Das Q-10 ist an der oxydativen Phosphorylierung (Zellatmung), über die mehr als 95% der gesamten Körperenergie erzeugt wird, als Coenzym beteiligt. Organe wie Herz, Lunge und Leber, welche über den höchsten Energiebedarf verfügen, weisen daher auch die höchste Q-10-Konzentration auf. Es kommt selten vor, dass im Körper ein permanenter Q-10-Mangel herrscht. Häufig besteht dieser bei Patienten mit Myopathien (Muskelerkrankungen). Allerdings nimmt der Coenzym Q 10 Gewebespiegel mit zunehmendem Alter ab.

Das Coenzym ist zudem auch bekannt unter der Bezeichnung Ubichinon-10 oder einfach nur Q10. Frei übersetzt bedeutet Ubichinon „überall vorhanden", was weißt darauf hin, dass das Coenzym in jeder einzelnen Zelle vorhanden ist, da es ein essentieller Bestandteil der Zellatmung ist. Wissenswert ist weiterhin, dass das Coenzym strukturelle Ähnlichkeiten zu den Vitaminen E und K aufweist.

Im Alltag taucht das Coenzym vor allem im Zusammenhang mit Nahrungsergänzungsmitteln auf sowie kosmetischen Cremes. Bei Q10 handelt es sich um ein sehr effektives Antioxidans, das vor den freien Radikalen schützt. Vereinfacht gesagt ist es dazu dienlich, die Hautzellen gesund und frisch zu erhalten. Desweiteren schützt und unterstützt es auch die Bildung von männlichen Spermien.

Kurzprofil des Coenzym Q 10

* Steigert die körperliche Leistungsfähigkeit
* Erhöht die geistige und seelische Belastbarkeit
* Macht das Herz belastbarer und stärkt es
* Senkt Herz-Kreislauf-Erkrankungen
* Es wirkt Alterserscheinungen entgegen
* Beugt Faltenbildung vor
* Verbessert die männliche Spermiengesundheit
* Verbessert Blutfettwerte und Cholesterinwerte

Als natürliches Antioxidans ist das Coenzym dazu in der Lage, die freien Radikalen unschädlich zu machen. Es ist zwar noch nicht nachgewiesen, aber durchaus denkbar, dass dadurch der Alterungsprozess verzögert werden kann. Diese Überlegung basiert auf den Grundgedanken, dass das Coenzym Q10 sich mit zunehmendem Alter mehr und mehr in der Herzmuskulatur sowie in den Nieren und der Leber abbaut. Eine über 70-jährige Person hat beispielsweise nur noch einen Q1-Gehalt von 40% in der Herzmuskulatur, im Vergleich zu einem jungen Menschen.

Die Einsatzmöglichkeiten für das Coenzym Q10

Als Nahrungsergänzung:

Das Coenzym Q10 dient nicht nur dazu, dass die Haut fantastisch und jung aussieht, sondern sie trägt dazu bei, dass der gesamte Körper gesund und gestärkt bleibt. Besonders im Alter kann es sehr vitalisierend wirken, wenn das Coenzym als Nahrungsergänzungsmittel genutzt wird. Q10 kann in flüssiger Form dem Körper zugeführt werden, da es dem Organismus somit schnell zur Verfügung steht. Wichtig dabei ist, dass das Q10 aus natürlicher Herkunft stammt und in lichtdurchlässigen Behältern gelagert/verpackt ist. Ebenso ist darauf zu achten, dass in dem Präparat keine Süßungsmittel wie beispielsweise Aspartam enthalten sind. Wer eine noch bessere Wirkung erzielen möchte, der kann das Coenzym Q10 mit Vitamin E kombinieren, denn diese beiden Wirkstoffe arbeiten in vielen Prozessen des Körpers eng zusammen.

Für gesunde Nerven:

Nicht nur die Gefäße werden von Q10 geschützt, sondern auch unsere Nerven. Fast immer hängen die

Alterserscheinungen mit einer Störung in der Energieversorgung zusammen, welche durch die beeinträchtigte Funktionsfähigkeit der Mitochondrien entstehen. Die Funktionsfähigkeit dieser Zell-Kraftwerke kann mittels dem Coenzym Q10 verbessert werden und weiterhin dazu beitragen, dass Nervenkrankheiten gelindert werden können.

Parkinson:

Eine wissenschaftliche Studie hat aufzeigen können, dass das Fortschreiten von Parkinson durch den Einsatz von Q10 verlangsamt werden kann. Während dieser Studie erhielten Parkinson-Patienten das Coenzym Q10 in verschiedenen Mengen während des frühen Krankheitsstadiums über einen Zeitraum von 16 Monaten offeriert. Die höchste Dosis, die während dieser Studie verabreicht wurde, betrugen 1,2g Q10 pro Tag. Mit dieser Beurteilung konnte eine deutliche Verbesserung beobachtet werden. Allerdings führten auch niedrigere Mengen zu einer Verbesserung des Gesundheitszustandes der Patienten.

Gegen Entzündungen und Infektionen:

Offenbar verfügt das Coenzym auch über die Eigenschaft, dass es Entzündungen drosselt. Scheinbar wird die Ausschüttung des Stoffes NF-kappaB, das für die Aktivierung der Entzündungsprozesse verantwortlich ist, durch Q 10 reguliert. Durch diesen „Prozess" ist es dem Q10 möglich, den Nervenzellen einen zusätzlichen Schutz zu bieten. Angemerkt sei hier, dass bei vielen der Nervenerkrankungen, Entzündungen im Spiel sind, welche den Zellen schaden können, wie es auch bei dem Alterungsprozess der Fall ist.

In Bezug auf Infektionen konnten mittels Studien aufgezeigt werden, dass das Coenzym Q10 und das Vitamin B6 das Immunsystem auf Eindringlinge schneller reagieren lässt. Hintergrund: Die beiden Mikronährstoffe kurbeln zusammen die Produktion der Antikörper und bestimmten Immunzellen an. Von den Wissenschaftlern wird vermutet, dass Q10 sogar eine Bedeutung im Kampf gegen AIDS und Krebs haben könnte.

Aktivierung der UCP-Proteine:

Um Gewicht zu verlieren sind ganz bestimmte Proteine nötig, bei denen es sich um die sogenannten UCPs (entkoppelte Proteine: uncoupling Proteins) handelt. Diese sind allerdings nur in dem braunen Fettgewebe vorhanden, da sie sich von der normalen Zell-Energieversorgung praktisch abkoppeln. Dadurch veranlassen sie, dass 100% der Kalorien in Wärme umgewandelt werden. Durch die verschiedensten Faktoren können die UCPs in dem braunen Fettgewebe aktiviert werden. Hier konnte bereits durch eine Studie belegt werden, dass Q10 dazu in der Lage ist, diese Proteine und somit die Fettverbrennung zu aktivieren. Bei dieser Vorgehensweise handelt es sich um einen idealen Weg, die Kalorien effektiv zu verbrennen, sofern es im gesunden Maß durchgeführt wird.

Bevor man allerdings dazu übergeht, eine gesteigerte Fettverbrennung mit dem Coenzym Q10 in Angriff zu nehmen, sollte man sich über das braune Fettgewebe informieren. Denn dieses unterscheidet sich erheblich von dem weißen Fettgewebe, in dem hauptsächlich das überschüssige Fett gespeichert wird. Viele Nerven und Blutgefäße sind in dem braunen Fettgewebe enthalten und es enthält zudem sehr viele Mitochondrien. Daher stammen auch der Name sowie die bräunliche Färbung. Eben dieses Fettgewebe spielt eine Rolle, wenn es um die Anpassung an kältere Temperaturen geht, da es, wie bereits im oberen Absatz erwähnt, in der Lage ist, 100% der Kalorien in Wärme umzuwandeln.

Förderung der Fettverbrennung:

Bei den Coenzym Q10 handelt es sich um eine sehr gute Kombination von Energielieferant und Antioxidantien. Daher eignet es sich auch hervorragend als Nahrungsergänzung für Sportler. Ein weiterer guter und gern gesehener Nebeneffekt ist, dass die Fettverbrennung bereits schon bei einem Verzehr von 90mg pro Tag angetrieben wird.

Die Dosierung vom Coenzym Q10

Zwar wird das Coenzym vom Körper teilweise selbst produziert, doch vor allem Herz, Lunge und Leber haben einen recht hohen Energiebedarf und sind daher auf eine stetige Versorgung mit ATP angewiesen, was zu 95% mit Hilfe von Q10 synthetisiert wird.

Von führenden Wissenschaftlern wird eine tägliche Menge von 30 – 200 g empfohlen, die zusätzlich dem Körper zugeführt werden sollte. Allerdings ist diese Menge kaum mit den natürlichen Lebensmitteln zu erreichbar, denn dafür müssten beispielsweise 1,6 kg Sardinen oder 3 kg Rindfleisch am Tag verspeist werden. Laut Statistik verfügen nur circa 25% der Bevölkerung über eine ausreichende Versorgung mit Q10 und dabei handelt es sich zumeist um Kinder und Jugendliche, da deren körpereigene Produktion noch sehr hoch ist.

Damit das Coenzym Q10 in großen Mengen industriell erzeugt werden kann, nutzen die Hersteller ausschließlich die Fermentation von Bakterien sowie von Hefen und die chemische Synthese. Durch die Nutzung der Hefefermentation erhalten die Hersteller ein recht identisches Q10 zu dem natürlichen Vorkommen. Dieses wurde auch in mehrere Sicherheitsstudien untersucht und bestätigt.

Ginkgo biloba

In China beheimatet, bei uns hierzulande ein kleiner Exot: Der Ginkgobaum. Ihn umwehen viele Mythen, die sogar davon berichten, dass der Baum eine atomare Strahlung überleben können soll. Doch nicht nur diese Sagen machen Ginkgo biloba so interessant. Es ist vielmehr der medizinische Aspekt, der sich aus den wertvollen Wirkstoffen ergibt, der sich mittlerweile herumgesprochen hat. So wirkt der Ginkgo biloba vornehmlich als Mittel gegen Alterserscheinungen.

Die Herkunft von Ginkgo biloba

Der Ginkgo stammt aus China und soll dort bereits die Eiszeit überstanden haben, während andere seiner Art es nicht schafften, den extremen Temperaturen zu trotzen. Der Ginkgo biloba kann also zurecht als Überlebenskünstler bezeichnet werden. Manch einer bezeichnet ihn sogar als „lebendes Fossil". Seine Langlebigkeit brachte ihm die Bewunderung der Ostasiaten ein, er wurde schließlich zur Tempelpflanze ernannt.

Holländische Seefahrer waren es letztendlich, die den Ginkgobaum nach Europa brachten. Seit 1730 ist er hier ein beliebter Zierbaum.

Dass der Ginkgobaum manchen Umwelteinflüssen

trotzen kann, bewies er auch in Hiroshima. Als dort die Atombombe gezündet wurde, bedeutete dies das Ende sämtlich vorhandener Natur. Alles verbrannte und starb. Es dauerte jedoch nur bis zum nächsten Frühjahr und der Ginkgobaum schlug wieder aus und brachte das Grün in das zerstörte Gebiet zurück.

Egal, ob Schädlinge oder Umweltgifte; der Ginkgo biloba ist gegen vieles widerstandsfähig, während andere Pflanzen und Bäume schon längst aufgegeben hätten. Diese Vorzüge machen ihn zur idealen Bepflanzung für Straßen und Alleen.

1815 schrieb sogar Johann Wolfgang von Goethe über den Ginkgo biloba ein eigenes Gedicht, das seiner Liebe Marianne von Willemer gewidmet war. Das Gedicht handelt dabei maßgeblich über das Gingkoblatt, das für Goethe als Sinnbild für Liebe und Freundschaft steht. Dass der Ginkgobaum sich einer ungebrochenen Beliebtheit erfreut, zeigt auch die Wahl zum Baum des Jahrtausends durch das deutsche „Kuratorium Baum des Jahres".

Wie kam der Ginkgobaum zu seinem Namen?

Ende des 17. Jahrhunderts verschlug es Engelbert Kaempfer, einen deutschen Forscher, nach Japan. Dort fand er den Tempelbaum vor, der auch den Namen Silberaprikose trug. Auf Japanisch heißt Silberaprikose folglich gin kyo. Bei seinen Berichterstattungen kam es dann jedoch zu einem Druckfehler. Statt des y wurde ein g gedruckt. So etablierte sich der Name Ginkgo. Daraus wurde dank dem Botaniker Carl von Linné später der Ginkgo biloba, da biloba die charakteristische Blattform des Baumes beschreibt.

Was leistet Ginko biloba?

1.

Wirkt gegen viele altersbedingte dementielle Erkrankungen. Die Hirnleistung wird verbessert, die Konzentration wird gesteigert und es fällt wieder leichter, sich Dinge zu merken.

2.

Arterielle Verschlusskrankheiten können behandelt werden. Ist der Blutfluss in den Beinen etwa beeinträchtigt, schränkt dies die Lauffähigkeit ein. Ginkgo biloba fördert wieder den Blutfluss.

3.

Kleine Blutgefäße werden erweitert. So steigt der Blutfluss. Das wirkt sich auch positiv auf die Durchblutung des Gehirns aus. Dieses wird besser versorgt und ist somit zu mehr Leistung fähig.

Wir wird Ginkgo biloba genutzt?

Als Nahrungsmittel:

Gegessen werden kann der Kern des Samens des Ginkgobaumes, nachdem er gegart wurde. Japaner nutzen die Kerne gerne als Beilage zu den unterschiedlichsten Speisen. Wird der Kern geröstet und gesalzen, kann er auch als kleine Nascherei dienen. Fein gehackt, lässt er sich als Gewürz den Gerichten zufügen.

Ginkgo biloba ist vor allem als Nahrungsmittel im asiatischen Raum sehr beliebt. Im europäischen Raum können Ginkgosamen in der Regel nicht frisch, sondern nur als Konserven gekauft werden.

Nährwerte der Samen:

37,8 % Kohlenhydrate, 1,7% Fett und 4,3% Proteine.

Als Heilmittel:

Ginkgo biloba kommt vor allem in der Geriatrie (Altersheilkunde) zum Einsatz. Darüberhinaus werden dem Baum Heilerfolge bei arteriellen Erkrankungen und der Behandlung von Tinnitus zugesprochen.

Anders als bei der Nahrungsmittelzubereitung, kommen für den medizinischen Bereich die Blätter des

Ginkgobaumes zum Einsatz (Ginkgo bilobae folium). Aus diesen wird ein Extrakt gewonnen, das dem Patienten als Heilmittel dienen kann.

Während dabei Wirkstoffe wie Flavonoide und Terpenlactone überaus gewünscht sind und gerade die gewollte Wirkung erzielen, erwirkt die ebenfalls enthaltenen Ginkgolsäure eher unerwünschte Resultate. Bei der Herstellung von Arzneimitteln mit Ginkgo biloba wird daher darauf geachtet, dass in einem Extrakt nicht mehr als 5 parts per million der Säure enthalten sind.

Ein Ginkgol biloba Extrakt kann sich schützend auf die Nervenzellen auswirken, wenn es im Alter zu Gedächtnisverlust und Leistungsstörungen kommt. Die erwähnten Flavonoide und Terpenlactone fangen freie Radikale ab und sorgen dafür, dass bestimmte Enzyme aktiviert werden, die für deren Ausmerzung sorgen. Nerven- und Gehirnzellen werden so weniger angegriffen und haben die Möglichkeit, sich wieder zu erholen.

Darüber hinaus sorgt Ginkgo biloba dafür, dass selbst die kleinsten Gefäße wesentlich besser durchblutet werden. Es kommt so zu einem höheren Energiestoffwechsel in den Zellen und Nährstoffe sowie Sauerstoff verteilen sich besser im Körper. Die Nervenzellen blühen wieder auf und die Gedächtnisleistung steigert sich.

Doch Ginkgo biloba kann noch mehr. Er hilft auch bei der peripheren arteriellen Verschlusskrankheit, die oft durch eine Gefäßverkalkung hervorgerufen wird. Patienten leiden oftmals unter Schmerzen beim Gehen, da die Gefäße in denen Beinen verengt sind. Ginkgo biloba sorgt auch hier wieder dafür, dass die Bildung von freien Radikalen unterbunden wird. Denn diese sind dafür verantwortlich, dass eine Gefäßverengung wahrscheinlicher auftritt. Ginkgo biloba unterstützt die Mitochondrien dabei, den Stoffwechsel aufrecht zu erhalten. Darüberhinaus werden bei der Einnahme des Extrakts Ablagerungen an den Gefäßwänden besser abtransportiert.

Durch das Extrakt wird auch die Durchblutung im Gehirn verbessert. Dadurch können Schwindelgefühle und Gleichgewichtsstörungen entgegengewirkt werden.

Nicht zuletzt wird Ginkgo biloba gerne bei Tinnitus eingesetzt. Auch hier kann eine gehemmte Durchblutung die Ursache für dauerhafte Ohrgeräusche sein. Durch die verbesserte Durchblutung von Kopf und Gehirn durch das Ginkgo biloba-Extrakt, können die Symptome deutlich abklingen.

Kann Ginkgo biloba auch bei Alzheimer helfen?

Alzheimer, die Krankheit des Vergessens, ist gefürchtet. Wenn es zu der Krankheit kommt, wird meist festgestellt, dass sich in den Nervenzellen Faserbündel bilden, die ebenso als neurofibrilläre Bündel bezeichnet werden. Zwischen den Nervenzellen bilden sich feste Klumpen aus Proteinfragmenten. Schließlich sterben die Nervenzellen ab. Wird dem Körper nun Gingko biloba Extrakt zugeführt, einem reinen Naturprodukt, kann dies dem Zelltod der Nervenzellen vorbeugen. Je nach Konzentration des Extrakts, kann sogar die Bildung der erwähnten Klumpen aus Proteinfragmenten verhindert werden.

Das Ginkgo Extrakt sorgt zudem dafür, dass Cholin besser aufgenommen werden kann und die Rezeptoren sich schneller vermehren, da gerade bei Alzheimer-Patienten die Rezeptorenanzahl deutlich sinkt. Durch Ginkgo biloba kann die Reizweiterleitung wieder gesteigert werden und der Botenstoff Acetylcholin wird vermehrt produziert.

Es ist also möglich, Verbesserungen des Krankheitsbildes zu erzielen. Eine vollständige Heilung sollte jedoch nicht erwartet werden.

Ginkgo Präparate selbst einmal ausprobieren

Apotheken und Reformhäuser halten unterschiedliche Ginkgo Produkte bereit. So sind diese als Filmtabletten oder Kapseln, die als Nahrungsergänzungsmittel eingenommen werden, vorzufinden. Alle Produkte haben eines gemeinsam: Sie verbessern deutlich die

Gedächtnisfunktion, unterstützen das Nervensystem und fördern das Konzentrationsvermögen. Auch Tropfen und sogar Massagelotions können erworben werden, die allesamt mit den wertvollen Extrakten des sagenumwobenen Ginkgobaumes angereichert sind.

Sehr belebend und dazu auch noch lecker sind zudem Ginkgo-Tees, die als praktische Beutel oder zum Aufgießen als Blätter angeboten werden. Eine Ginkgo-Teekur kann eine wohltuende Bereicherung des Alltags sein. Wer täglich Ginkgo-Tee zu sich nimmt, sollte wie bei jeder anderen Kur auch, nach einigen Wochen jedoch eine Pause einlegen, bevor die Kur fortgesetzt wird.

Ginseng

Fernöstliche Heilpflanze mit Allheilwirkung

Ginseng wird ebenso als Menschen-Wurzel bezeichnet. Diesen interessanten Namen verdankt er seiner erstaunlichen Form, die oft an ein kleines Männchen erinnert. Wer sich mit der Wurzel und den vielfältigen Wirkungsweisen des Ginsengs einmal genauer beschäftigt, der mag den Namen aber auch anders zu interpretieren wissen. Die Menschen-Wurzel besitzt eine wahre Bandbreite an gesundheitlichen Vorzügen, zumal der Ginseng für zahlreiche Menschen eine echte Wohltat bei unterschiedlichsten gesundheitlichen Belangen darstellt.

Ob weiß, ob rot – Ginseng tut immer gut

Es gibt weiße und rote Ginsengwurzeln. Die unterschiedlichen Farben entstehen allein durch den Verarbeitungsprozess.

Wird die Wurzel geerntet, geschält, gebleicht und getrocknet, entsteht der weiße Ginseng. Der Verarbeitungsprozess des roten Ginsengs sieht dagegen nach der Ernte nur eine Behandlung mit Wasserdampf vor, bevor der Trocknungsprozess begonnen wird.

Beide Wurzeln stammen jedoch von derselben Pflanze. Auch die Inhaltsstoffe sind zum größten Teil dieselben und erzielen somit auch die gleiche Wirkung. Lediglich die Verarbeitung variiert.

Was macht den Ginseng so besonders

Es sind vor allem die zu den Saponinen gehörenden Ginsenoside, die den Ginseng einzigartig in der Pflanzenwelt machen. Je älter die Pflanzen sind, desto höher ist ihr Anteil in der Wurzelrinde. 25 unterschiedliche Ginsenoside wurden bereits festgestellt. Jedes davon hat eine ganz eigene Wirkung auf die Organe und das Körpergewebe. Ginseng kann belebend wirken, die Konzentration fördern, das Immunsystem stärken, beim Abbau von Stress helfen, die Blutgerinnung hemmen und den Sexualtrieb fördern.

Da Ginseng in seiner ursprünglichen Heimat Ostasien kaum mehr wild vertreten ist, wird er bereits seit vielen Jahrhunderten kultiviert. Der Anbau ist jedoch sehr aufwändig, was auch daran liegt, dass der Wert der Wurzel erst mit zunehmendem Alter steigt. Eine Ernte ist erst nach vier bis sechs Jahren möglich, danach kann nicht direkt wieder Ginseng angebaut werden. Vielmehr müssen für die nächsten 10 bis 15 Jahre andere Gewächse angepflanzt werden, um eine Wurzelfäule zu vermeiden. Diese langen Zeitspannen, die bei dem Anbau von Ginseng berücksichtigt werden müssen, sind auch dafür verantwortlich, dass Ginseng recht kostspielig ist.

Ein Heilmittel mit Tradition

In der chinesischen und koreanischen Medizin hat Ginseng schon seit vielen Jahrtausenden einen festen Platz. Das erste Mal wurde das Gewächs im Jahr 40 vor Christus nachweislich erwähnt.

Und obwohl bereits damals um die heilvolle Wirkung von Ginseng gewusst wurde, fand er noch lange nicht die Verbreitung, wie es heutzutage der Fall ist. Gerade aufgrund der hohen Wirksamkeit wurde Ginseng als etwas überaus Besonderes und Wertvolles angesehen, sodass die Wurzel nur Königen und Kaisern vorbehalten war. Das gemeine Volk kam zu damaligen Zeiten eher selten in den Genuss von Ginseng. Der Wurzel wurde daher ein bedeutender materieller Wert zugesprochen.

Es dauerte bis zum 17. Jahrhundert, bis Ginseng sich auch in Europa etablieren konnte. Zu verdanken ist dies vor allem niederländischen Seefahrern, die die Wurzel europaweit verbreiteten. Es verging nochmals eine lange Zeit, bis schließlich im 20. Jahrhundert auch die Schulmedizin erkannte, dass Ginseng für die Gesundheit überaus vorteilhaft ist.

Wo hilft Ginseng?

Die Liste möglicher Anwendungsbereiche ist lang. Ginseng wird als Allheilmittel bezeichnet, das für die unterschiedlichsten Beschwerden und Krankheiten zum Einsatz kommen kann.

Wer regelmäßig Ginseng zu sich nimmt, läuft deutlich weniger Gefahr, an Erkältungen oder an Grippe (Influenza A) zu erkranken. Im Gespräch ist hierbei der rote Ginseng, der über einen längeren Zeitraum eingenommen werden muss. Ihm wird eine immunmodulierende Eigenschaft zugeschrieben. Dadurch wird eine Grippe von Anfang an bekämpft, sodass sie gar nicht erst ausbrechen kann. Liegt bereits eine Erkrankung vor, können die Symptome gelindert und der Heilungsprozess beschleunigt werden.

Auch in anderen Fällen, in denen die Nase verstopft ist oder das Atmen schwer fällt, ist Ginseng die richtige Wahl - so etwa bei Asthma und Heuschnupfen. Ginseng hat eine hervorragende Wirkung bei Atemwegserkrankungen jedweder Art.

Ebenfalls nachgewiesen ist die Wirkung von Ginseng bei Mundgeruch. Dieser kann nicht nur mit einer mangelnden Mundhygiene oder einer falschen Ernährungsweise zusammenhängen, sondern hat oft auch gesundheitliche Hintergründe. Bei Magenerkrankungen aufgrund von Helicobacter-Infektionen kann ebenfalls ein unangenehmer Geruch im Mund entstehen. Das Bakterium Helicobacter pylori ist verantwortlich für eine Vielzahl an Magenerkrankungen. Parallel zu der medikamentösen

Behandlung der Magenerkrankung, kann daher roter Ginseng eingenommen werden, um die Begleiterscheinung von Mundgeruch zu bekämpfen.

Die Einnahme von Ginseng empfiehlt sich auch für Menschen, die ihr Gewicht reduzieren wollen. Als Unterstützung zu einer Diät ist Ginseng ideal, da er über den Stoff Ginsenosid Rg3 verfügt, welcher die Fetteinlagerung verhindert.

Auch bei Diabetes zeigt Ginseng seine Wirkung. Dies geschieht durch seine regulierende Wirkung, was den Blutzuckerspiegel angeht.

Für alle, die sich oft müde und schlapp fühlen, kommt Ginseng auch gerade recht, denn er belebt und liefert neue Energie. Auch Sportler können so ihre Energie-Hochs optimal unterstützen.

Das Adaptogen Ginseng

Ginseng kann anregen und neue Energien freisetzen, er kann aber auch beruhigen und Stress reduzieren. Der Körper adaptiert sich bei der Einnahme von Ginseng und kommt so mit den Belastungen, denen er ausgesetzt ist, besser zurecht. Es gibt also nicht „den" Ginseng, der beruhigt und „den" Ginseng, der aufputscht. Die im Ginseng enthaltenen Ginsenoside wirken im Hypothalamus, einer Hirnregion, die den Körper im Gleichgewicht hält. Ginseng kann hier also ausgleichend wirken.

Die Ginsenoside wirken miteinander und unterei-
nander. So gibt es die Ginsenoside Rg1 und Rb1, die
sich gegenseitig ergänzen. Vergleichbar ist dieser Vor-
gang mit Yin und Yang. Während Rg1 stimuliert und
dafür sorgt, dass der Organismus gepuscht wird und
mehr Leistungskraft zur Verfügung steht, senkt Rb1
den Blutdruck und ermöglicht dem Körper, sich zu
erholen und zu entspannen.

Die Wirkung von Ginseng ist also als überaus kom-
plex zu bezeichnen. Gerade dies macht sie immer
wieder für wissenschaftliche Studien so interessant.

Ginseng für ein längeres Leben

Beispiele aus der Forschung, die sich mit der Wirkung
von Ginseng beschäftigen, gibt es viele. Exemplarisch
soll hier eine Langzeitstudie aus Korea näher
vorgestellt werden, über die im Jahr 2009 im Journal
of Alternative and Complementary Medicine berichtet
wurde.

Ziel der Studie war es, herauszufinden, ob Ginseng
die Lebensdauer beeinflussen kann.

Gestartet wurde die Untersuchung bereits im Jahr
1985. An ihr nahmen insgesamt 6282 Probanden teil,
die alle ein Mindestalter von 55 Jahren hatten. Eine

Gruppe davon nahm regelmäßig Ginseng zu sich, die andere verzichtete gänzlich auf die Einnahme von Ginseng-Präparaten. Die Studie war erst 2003 komplett abgeschlossen, mit verblüffenden und interessanten Ergebnissen.

Die Gesamtsterblichkeit bei den männlichen Probanden sank erheblich. Die weiblichen Probanden dagegen konnten einen deutlichen Rückgang der krebsspezifischen Sterblichkeit verzeichnen.

Wie eine chinesische Studie mittels Versuchen an Mäusen zeigte, wirken sich Panax-ginseng-Polysaccharide (PGB) positiv auf die Lebenserwartung aus und verzögern den Alterungsprozess. Durch PGB werden Mitochondrien vor Schädigungen geschützt. So kommt es zur vermehrten Bildung von Nucleotiden, durch die der Zellstoffwechsel angekurbelt wird.

Wie lässt sich Ginseng anwenden?

Im Handel lassen sich die unterschiedlichsten Fertigpräparate finden, die von Kapseln über Pulver und Dragees bis hin zum Aktivtonikum reichen. Verarbeitet wird Ginseng auch zu Kräuterweinen.

Zu kaufen gibt es zudem auch Ginsengwurzeln, aus denen sich selbst Tees zubereiten lassen.

Jiaogulan

Das Heilkraut, das wie Ginseng wirkt

„Pflanze der Unsterblichkeit", so wird Jiaogulan in seiner Heimat China bezeichnet. Die Wirkstoffe der Pflanze mit dem außergewöhnlichen Namen sind denen des Ginsengs sehr ähnlich. Bereits seit dem 15. Jahrhundert vertraut man in China auf die vielseitige Heilwirkung von Jiaogulan. Und auch in Europa wird die Pflanze immer beliebter, soll sie doch ein gutes Mittel gegen Herzkreislauf-Beschwerden sein und sogar gegen Krebs helfen.

Die Geschichte von Jiaogulan

Die ersten schriftlichen Aufzeichnungen Jiaogulans stammen aus der Mig-Dynasties Chinas, etwa um das Jahr 1406.

Es dauerte jedoch bis 1976, bis japanische Forscher herausfanden, wie vielseitig die Pflanze jedoch tatsächlich ist und wie gut sie sich als Heilmittel einsetzen lässt.

In europäischen Ländern gehört Jiaogulan noch zu den neueren Heilpflanzen, die sich ungeachtet dessen stetig wachsender Beliebtheit erfreuen.

Zu finden ist Jiaogulan in Indien, China, Korea, Japan

und Thailand. Dort übersteht die Pflanze sogar kalte Temperaturen von bis zu minus 18 Grad.

Vor allem in den südlichen Bergen Zentralchinas spielt Jiaogulan eine wichtige Rolle. Die Einheimischen nehmen dort regelmäßig Jiaogulan-Tee zu sich und sind für ihr überdurchschnittlich hohes Alter bekannt. Manche Menschen aus dieser Region werden weit über 100 Jahre alt und sind erstaunlich fit. Dies fiel irgendwann auf und im Vergleich mit Menschen aus anderen Regionen stellte man fest, dass der wesentliche Unterschied in den Gewohnheiten der Einheimischen vor allem darin lag, dass diese täglich Jiaogulan-Tee zu sich nahmen. So wurden immer mehr Menschen auf die belebende, stärkende und verjüngende Wirkung des Krauts aufmerksam.

Anwendungsmöglichkeiten von Jiaogulan (Auswahl):

- Bluthochdruck

- Hepatitis

- Abwehrschwäche

- Diabetes

- Herzschwäche

- Vergesslichkeit

- Müdigkeit

- Bronchitis

Wie lässt sich Jiaogulan zu sich nehmen?

Am beliebtesten ist die Tee-Variante. Dazu werden die Blätter der Pflanze genommen, die in der Regel als Kugeln gepresst zu kaufen sind. Aber auch einzeln getrocknete Blätter werden angeboten.

Für die Zubereitung werden eine Kugel bzw. maximal zwei Teelöffel des Krauts in die Tasse gegeben. Danach wird kochendes Wasser hinzugefügt und die Mischung in etwa eine Viertelstunde ziehen gelassen. Vor dem Trinken muss der Tee schließlich noch abseihen. Bis zu drei Tassen können von diesem Tee täglich zu sich genommen werden. Wird eine Tee-Kur durchgeführt, sollte nach etwa 6 Wochen eine Pause eingelegt werden.

Jiaogulan kann auch in der Küche zum Einsatz kommen. Die Blätter können wie Salat oder Gemüse zubereitet werden.

Wer es besonders unkompliziert mag, der nimmt Jiaogulan in Form von Fertigpräparaten zu sich. Ob als Pulver oder Kapseln: So lässt sich die Pflanze besonders komfortabel in die tägliche Nahrungsaufnahme integrieren.

Warum Jiaogulan, wenn es doch bereits Ginseng gibt?

Immer wieder wird betont, wie ähnlich die Wirkung von Jiaogulan und Ginseng sei. Dies kommt daher, dass beide Pflanzen über dieselben Glykoside verfügen. Dennoch heißt es, dass die Anzahl der Glykoside sich deutlich unterscheide. Jiaogulan verfügt über bis zu vier Mal mehr Glykosid als Ginseng. Es wirkt also praktisch gleich, ist aber in seiner Intensität, was die Wirksamkeit angeht, Ginseng um einiges voraus. Darüberhinaus sind in den Blättern der Jiaogulan Pflanze noch weitere wichtige Wirkstoffe zu finden. Dazu gehören Polysaccharide, Saponine, Flavonoide und Aminosäuren. Auch Mineralstoffe und Vitamine kommen hier nicht zu kurz.

Dazu kommt, dass Jiaogulan deutlich günstiger angeboten wird.

Jiaogulan wirkt so, wie es gewünscht wird

Jiaogulan wird für seine adaptogene Wirkung geschätzt. Man kann praktisch sagen, dass sich die Wirkung der Pflanze dem Körper anpasst. Sie agiert dementsprechend derart, wie es dem Körper und dem Organismus zuträglich ist. Ist der Blutdruck zu niedrig, sorgt Jiaogulan dafür, dass er steigt. Andererseits lässt sich ebenso Bluthochdruck durch die Pflanze senken. Aufgeregte Gemüter werden beruhigt, müde

Geister dagegen angeregt. Jiaogulan ist eine wahrlich vielseitige Wunderwaffe.

Da wundert es nicht, dass ihr immer wieder auch Erfolge bei der Krebsbekämpfung zugeschrieben werden. Wissenschaftlich belegen lässt sich dies jedoch nicht. Daher ist diesen Behauptungen stets mit Vorsicht zu begegnen. Sicher ist jedoch, dass Jiaogulan eine sinnvolle und hilfreiche Unterstützung während der Chemotherapie sein kann. Patienten sind hier einer großen Belastung ausgesetzt. Der Körper kann daher Unterstützung gebrauchen, um die nötige Kraft für die Behandlungen zu schöpfen. Jiaogulan wirkt sich hier durchaus positiv auf die Belastungsfähigkeit des Patienten aus. Hinzu kommt, dass die Bildung weißer Blutkörperchen angeregt wird. Lymphozyten und NK-Zellen werden durch die Einnahme von Jiaogulan gestärkt. Für Krebspatienten ist auch der Gehalt an Glycosid Ginsenosid Rh2 hilfreich.

Jiaogulan hilft zudem hervorragend, um Schlaganfällen und Herzinfarkten vorzubeugen, da das Kraut die Durchblutung anregt und angegriffenen Blutgefäßen dabei verhilft, sich zu erholen. Mit einer verbesserten Durchblutung wird mehr Sauerstoff und zudem Nährstoffe transportiert. Dadurch steigert sich wiederum die Leistung des Gehirns.

Die ausgleichende Wirkung von Jiaogulan zeigt sich

ebenfalls, wenn es um Cholesterin geht. Das schädliche LDL-Cholesterin reduziert sich, während der Anteil des HDL-Cholesterins steigt.

Durch die Stärkung der Lymphozyten wird das Immunsystem verbessert.

Auch eine gewisse Anti-Aging Funktion wird dem Kraut nachgesagt, da es als Antioxidans wirkt. Der Körper verfügt über Radikalfänger, die dafür sorgen, dass die Zellen länger frisch bleiben. Durch Jiaogulan werden die Radikalfänger vermehrt ausgeschüttet, was den Alterungsprozess verlangsamen kann.

Auch gut für Sportler

Jiaogulan schenkt dem Körper neue Energie und trägt so dazu bei, mehr Leistung erbringen zu können. Auch eine Verbesserung der Reflexe ist festzustellen und man fühlt sich allgemein munterer und aktiver. Gleichzeitig nimmt es auch Nervosität.

Wer sich sportlich betätigt und auspowert, kennt das Gefühl der Erschöpfung. Jiaogulan hilft nach dem Sport dabei, dass der Körper sich besser regenerieren und erholen kann. Zudem wird die Milchsäurekonzentration reduziert und die anaerobe Leistung gesteigert. Gleichzeitig wird auch das Verhältnis im Blut von Testosteron und Cortisol ausgeglichen.

Jiaogulan für Zuhause

Anders als es bei Ginseng der Fall ist, kann jeder eine Jiaogulan Pflanze selbst zuhause züchten. Die Ansiedlung in Deutschland geht jedoch mit einigen Voraussetzungen an die Anbaugegebenheiten einher. Interessierte sollten sich also möglichst zuerst in das Thema Selbstanbau einlesen, um auch eine erfolgreiche Ernte verzeichnen zu können.

Im Handel werden die Samen für die Pflanze angeboten, sodass jeder es mit dem Selbstanbau in heimischen Gefilden versuchen kann. Die Pflanzen werden zudem auch in Gärtnereien angeboten.

Klappt es mit dem Aufziehen der Pflanze und trägt diese Blätter, können sie gepflückt und zerkaut werden. Jiaogulan hat einen sehr charakteristischen Geschmack; eine bittere Süße mischt sich mit einer feinen Note von Lakritz. Wer es etwas geschmackvoller wünscht, kann die Blätter auch in einen Salat mischen oder als Brotbelag verwenden.

Im Handel sind zudem auch verschiedene Formen von Jiaogulan Präparaten zu finden, wie etwa Kapseln.

Jiaogulan hat auch die Wissenschaft beschäftigt

Wenn einem Naturprodukt solch eine Heilwirkung

zugeschrieben wird, wird natürlich auch die Wissenschaft aufmerksam und möchte die Wirkungsweisen genauer untersuchen. So u.a. auch die Universität für Traditionelle Chinesische Medizin von Shanghai und die Medizinische Hochschule in Guiyang. Alle Forscher-Teams kamen zu dem gleichen Ergebnis: Sie fanden die angepriesenen gesundheitlichen Wirkungen als erwiesen. Sei es die Regulierung des zentralen Nervensystems, die Ausbalancierung in Stresssituationen oder die Verbesserung der Nährstoff-Versorgung des Organismus.

Das „Journal of Traditional Chinese Medicine" veröffentlichte zudem verschiedene Studien, die Jiaogulan eine Wirksamkeit bei der Vorbeugung von Schlaganfällen und Herzinfarkten bescheinigen.

Propolis

Bienen können nicht nur Honig herstellen

Wer an Bienen denkt, der verbindet mit den kleinen schwarz-gelben Nützlingen vor allem den leckeren, süßen Honig. Doch das ist nicht das einzige Produkt, das von den fleißigen Insekten hergestellt wird. Bienen sind nämlich auch der Lieferant von Propolis, einer harzartigen Masse, der eine vielfältige positive Wirkung zugeschrieben wird.

Was genau ist Propolis?

Propolis ist hat viele Namen: Bienenleim, Bienenharz oder Bienenkittharz. Alle beschreiben die Konsistenz von Propolis recht treffend, denn die harzartige Masse wird von den Bienen sprichwörtlich als eine Art Baustoff verwendet.

In einem Bienenstock kann es sehr eng und sprichwörtlich stickig werden. Die Temperaturen sind hoch, ebenso wie die Luftfeuchtigkeit. Krankheiten können sich so besonders leicht verbreiten. Dies wäre verheerend für ein Bienenvolk. Um sich selbst zu schützen, muss der Bienenstock daher sprichwörtlich dicht gemacht werden. So kann nichts schädliches mehr hereinkommen und sollten sich bereits Bakterien oder Pilze im Inneren befinden, werden so Bedingungen geschaffen, unter denen diese sich schlecht bis gar nicht ausbreiten können oder sogar gänzlich absterben.

Es gilt also, jede noch so kleine Öffnung des Bienenstocks und jede unauffälligste Ritze zu schließen. Für diesen Zweck wird Propolis genutzt.

Bei Propolis handelt es sich um eine geschickt zusammengestellte Mischung verschiedener Zutaten. Dazu gehören die harzige Substanz an Knospen unterschiedlicher Bäume, Wachs, Pollen und ätherische Öle aus Blütenknospen. Zusätzlich fügen die Bienen noch etwas Speichelsekret hinzu und erhalten schließlich die Mischung, die die gewünschte Konsistenz aufweist.

Wie lässt sich Propolis gewinnen?

Auch der Mensch macht sich Propolis zu nutze, da ihm verschiedene Heilkräfte zugeschrieben werden. Die Gewinnung kann dabei auf verschiedene Weisen erfolgen. Am gezieltesten und einfachsten geschieht dies mittels eines feinmaschigen Gitters, das durch den Imker auf den Bienenkasten aufgelegt wird. Auch dieses wird von den Bienen mit Propolis überzogen. Danach kann das Gitter wieder entnommen und kühl gelagert werden. Das Propolis wird durch die niedrigen Temperaturen spröde und lässt sich leicht ablösen.

Propolis und der Mensch

In der Hausapotheke ist Propolis ein vielseitig einsetzbares Mittel. Es wird vor allem wegen seiner anti-
biotischen Wirkung geschätzt. Gern wird Propolis
auch als das stärkste natürliche Antibiotikum bezeichnet. Es bekämpft Bakterien, Viren und Pilze.
Verantwortlich dafür sind vor allem die enthaltenen
Flavonoide. Diese wirken u.a. gefäßverstärkend und
haben auch eine antivirale Wirkung.

Zudem werden Heilungsvorgänge unterstützt, da viele
Vitamine, Spurenelemente und andere hochwertige
Inhaltsstoffe vorhanden sind. Mehr als 270 Inhaltsstoffe soll Propolis enthalten, die in ihrer Kombination faszinierende Heilerfolge erzielen können.

Was sind Flavonoide?

Propolis ist bekannt für seinen hohen Gehalt an Fla-
vonoiden. Bei diesen handelt es sich um natürliche
Pflanzenwirkstoffe. Sie sind nicht nur in Propolis zu
finden, sondern auch in diversen Sorten von Gemüse
und Obst. Die Menge, die ein Mensch durch seine
gewöhnliche Ernährung zu sich nimmt, ist jedoch
unbedeutend gering. So können Flavonoide ihre volle
Wirksamkeit nicht zeigen. Doch diese haben es wahrlich in sich, denn sie stärken das Immunsystem indem
sie den Körper in seiner Abwehr unterstützen. Sie
werden jedoch nicht nur dann aktiv, wenn sich ein

Erreger bereits im Körper befindet. Vielmehr sorgen sie dafür, dass das Abwehrsystem nicht wieder einschläft, sondern jederzeit sofort auf gesundheitsschädliche Vorgänge reagieren kann.

Flavonoide sind als sogenannte Radikalfänger bekannt. Freie Radikale haben eine zellschädigende Eigenschaft und verhalten sich im Körper sehr aggressiv. Zudem lassen sie die Haut altern. Flavonoide helfen den Zellen dabei, sich gegen diese freien Radikale zu schützen und länger frisch zu bleiben.

Bei welchen Beschwerden kann Propolis helfen?

- Abwehr stärken
- Mandelentzündung
- Arteriosklerose
- Asthma
- Blasenentzündung
- Bronchitis
- Darminfektion
- Erkältung
- Gallenblasenentzündung
- Gedächtnisschwäche
- Gicht
- Grippe

- Halsschmerzen
- Herzrhythmusstörungen
- Herzschwäche
- Heuschnupfen
- Kehlkopfentzündung
- Magengeschwür
- Magen-Darm-Grippe
- Parodontose
- Rheuma
- Zahnschmerzen
- Akne
- Dornwarzen
- Ekzeme
- Furunkel
- Fusspilz
- Gicht
- Herpes
- Rheuma
- Warzen
- Hühneraugen

Die List ließe sich noch beliebig erweitern, da Propolis ein natürliches und vor allem überaus vielseitig einsetzbares Heilmittel ist.

Propolis ist schon lange bekannt

Um die positive Wirkung von Propolis wusste schon Hippokrates (460 – 377 vor Christus). Der in der Antike lebende Grieche pries Propolis als Mittel gegen Hautgeschwüre an. Dass Propolis gut für Haut ist, erkannte auch Aristoteles (384 – 322 vor Christus). Er empfahl Propolis bei Quetschungen und eitrigen Wunden. Die Liste der Vorzüge ist unwahrscheinlich lang, denn auch die Inkas und römische Militärärzte verwendeten Propolis als antibakterielles Heilmittel.

Ein sehr bekanntes Beispiel für die Verwendung von Harzen sind zudem auch die alten Ägypter, die es zur Mumifizierung ihrer Toten nutzten.

Obgleich seiner faszinierenden Wirkung, geriet Propolis hierzulande lange Zeit in Vergessenheit - der modernen Medizin wurde lange der Vorzug gelassen. Freunde der Naturheilkunde erhielten jedoch das Wissen und das Interesse an diesem Naturprodukt und schafften es so, dass Propolis wieder zu einem gern genutzten Heilmittel wurde.

Propolis ist kein Arzneimittel

Bienen suchen das ganze Jahr über nach den Rohstoffen für ihr Propolis und das auch in unterschiedlichen Regionen. Daher kann sich das Propolis in seiner Zusammensetzung stets unterscheiden, was sich auch auf die Wirksamkeit auswirkt. Daher kann es nicht als Arzneimittel klassifiziert werden, da dies einen festgelegten Standard voraussetzt, nach dem man sich bei jeder Produktion zu richten hat. Propolis ist aus diesem Grund im Handel als Nahrungsergänzungsmittel zu finden.

Wie wird Propolis angewandt?

Propolis kann auf verschiedene Weisen angewandt werden. Im Handel ist es u.a. als Salbe und Pulver zu finden. Eine innere als auch äußere Anwendung ist je nach Begehr möglich.

Propolis lässt sich auch gut mischen, zum Beispiel mit Honig oder Tee.

Cremes und Salben können auf erkrankte oder beschädigte Hautstellen direkt aufgetragen werden.

In Reformhäusern, Bioläden oder auch Apotheken werden zudem verschiedene Propolis-Produkte angeboten. Dazu gehören Lutschtabletten oder auch Zahncreme.

Um chronische Atemwegserkrankungen effizient behandeln zu können, lässt sich Propolis in dafür vorgesehenen Geräten auch vernebeln, sodass es sich direkt einatmen lässt.

Studie über die Wirkung von Propolis bei Knochenbrüchen

Der Name der Studie lautet Effects of propolis on fracture healing: an experimental study.

Untersucht wurden dabei jedoch keine Menschen, sondern Ratten. Diese hatten jeweils Oberschenkelfrakturen und wurden in verschiedene Gruppen unterteilt. Ein Tier wurde drei Wochen, die anderen sechs Wochen und eine weitere gar nicht mit Propolis behandelt. Die Ratten, denen Propolis zugeführt wurde, hatten am Ende der Studie eine deutlich höhere Knochendichte. Insgesamt konnte der Heilungsverlauf als wesentlich besser bezeichnet werden.

Immer wieder neue Studien

Bezüglich Propolis wurden viele weitere Studien durchgeführt, die u.a. die Wirkung bei Heuschnupfen oder sogar den Nutzen von Propolis bei einer Chemotherapie untersuchten.

Viele davon waren Kurzzeitstudien, bei denen keinerlei nennenswerten Nebenwirkungen festgestellt werden konnten. Wird Propolis jedoch über einen längeren Zeitraum eingenommen, kann es unter Umständen zu allergischen Reaktionen kommen, da die Bienen zur Herstellung etliche Naturprodukte als Rohstoffe sammeln. Die Reaktionen sind von

Mensch zu Mensch und obliegen der Zusammensetzung. Daher empfiehlt es sich, mit einer geringen Menge an Propolis zu beginnen und die eigenen körperlichen Reaktionen darauf zu beobachten. Sollte es hier zu keinen Problemen hinsichtlich einer allergischen Reaktion kommen, kann die Menge an Propolis gesteigert werden.

Spirulina

Algen für die Gesundheit

Algen essen; was auf den ersten Blick seltsam anmuten mag, hat durchaus seine Berechtigung. Zumindest dann, wenn es um die Blaualge Spirulina geht, die zu den ältesten Lebensformen der Erde gehört und die mittlerweile von Kennern zurecht als echtes Superfood bezeichnet wird.

Man sagt sogar, dass Spirulina so nährstoffreich sei, dass der Mensch allein mit dieser Blaualge und Wasser als Nahrungsquelle überleben könnte. Natürlich ist dies nicht Sinn und Zweck dieses Wundermittels, doch als Nahrungsergänzung empfiehlt es sich dagegen umso mehr.

Wissenswertes über Spirulina

Der Name Spirulina beruht auf der spiralförmigen Optik der Alge. Sie ist eine Gattung der Cyanobakterien und kommt in stark alkalischen Salzseen vor, deren ph-Wert zwischen 9 und 11 liegt. Das Verbreitungsgebiet liegt vor allem in Afrika, Mittelamerika, Australien und Südostasien.

Spirulina wird mittlerweile kultiviert. Dazu gibt es spezielle Wasserfarmen, die sich entweder in natürlichen Seen oder in eigens dafür angelegten Becken befinden. Neben mineralsalzhaltigem Wasser ist es vor allem Sonne und Wärme, was zum Gedeihen der Spirulina beiträgt.

Nach der Ernte wird aus den Algen eine dicke Paste hergestellt, die anschließend getrocknet wird. Dies ist das Grundmaterial verschiedener Nahrungsergänzungsmittel. Sehr beliebt sind hier vor allem Tabletten und Kapseln, die jedoch meist einen recht gewöhnungsbedürftigen Geschmack mit sich bringen. Zu erwerben gibt es die Präparate in Reformhäusern und Bioläden.

Inhaltsstoffe der Trockenpräparate:

59,78 % Proteine

20,2 % Kohlenhydrate

4,06 % Fette

5,47 % Mineralstoffe

Es konnte nachgewiesen werden, dass Cyanobakterien bereits vor mehr als 3,5 Milliarden Jahren gelebt haben. Dazu dienten fossilhaltige Sedimentgesteine als Zeitzeugen.

Vor vielen Milliarden Jahren waren Cyanobakterien massenhaft im Wasser verbreitet. Sie veränderten die Lebensbedingungen auf der Erde, da sie das Sonnenlicht aufnahmen, es zur Photosynthese kam und daraufhin Sauerstoff abgegeben wurde. Immer mehr Sauerstoff gelangte so in die Atmosphäre, die sich von sauerstofflos in sauerstoffhaltig wandelte.

Es kann also zu Recht vermutet werden, dass Cyanobakterien die Ur-Atmosphäre beeinflusst und so die Erdatmosphäre wie wir sie heute vorfinden, mitgestaltet haben.

Obwohl bereits so lange auf der Erde, sollte es bis in die 1980er Jahre dauern, bis sich schließlich die Wirksamkeit von Spirulina hierzulande herumzusprechen begann. Mexiko (die Azteken) und Teile Afrikas (Tschadsee-Völker) vertrauen dagegen schon mehrere Jahrhunderte auf die Blaualge und machen sie zu einem festen Bestandteil der Ernährung. Die Azteken in Mexiko bedienten sich aus dem Texcoco See, um an den grünen Schaum zu gelangen. Die Tschadsee-Völker schöpften ihrerseits den grünen Schaum mit Strohkörben ab und ließen ihn trocknen. Aus den getrockneten Algen wurden Kuchen geformt, die den Namen Dihe trugen.

Welche Nährstoffe beinhaltet Spirulina?

- Gamma-Linolensäure

- Vitamine B12, D, K und E

- Kalium

- Magnesium

- Jod

- Kupfer

- Chrom

- Zink

- Carotinoide

- Eisen

- Chlorophyll

- Arachidonsäure

- Nukleinsäuren RNS und DNS

- Phycocyanin

Spirulina als echte Eiweißbombe

In Spirulina sind 60-70% komplettes Eiweiß enthalten. So viel wie in praktisch keinem anderen Nahrungsmittel. Selbst die als hervorragende Eiweißlieferanten bekannten Sojabohnen sowie Hühnerfleisch, können mit Spirulina nicht mithalten. Der Mindestbedarf an Eiweiß, den ein Mensch täglich zu sich nehmen sollte, steckt bereits in nur 50 Gramm Spirulina.

Eine ausreichende Eiweißzufuhr ist für Körper und Gesundheit überaus wichtig. Pflanzliche Eiweiße sind dabei stets den tierischen Eiweißen vorzuziehen. Eiweiß liefert lebenswichtige Aminosäuren und erfüllt gleich mehrere Aufgaben im Körper. So werden Antikörper aufgebaut, der Transport von Sauerstoff und Fetten gefördert, Enzyme und Hormone aufgebaut oder auch das Immunsystem gestärkt.

Es wird immer wieder betont, dass Spirulina keinerlei Nebenwirkungen hat, da es nicht als Arznei- sondern als Lebensmittel angesehen wird. Die Jahrhunderte oder gar Jahrtausende lange Einnahme von Spirulina bei manchen Kulturen zeigt, dass ein Risiko durch diese Alge praktisch nicht gegeben ist.

Sie ist auch überaus leicht verdaulich und wird gut vom Körper aufgenommen.

Da eine sehr reinigende Wirkung durch Spirulina eintritt, sollten Menschen, die noch nie eine Entgiftung durchgeführt haben, mit einer geringen Dosis beginnen, um den Körper daran zu gewöhnen, dass dieser nun von Schadstoffen befreit wird.

Warum Spirulina?

Nicht nur der hohe Eiweißgehalt macht die Blaualge so attraktiv als Nahrungsergänzung. Sie ist voller Nährstoffe, sodass sie wie eine wohltuende Kur für den Körper wirkt. Sie schenkt neue Energie, macht Lust darauf, aktiv zu sein und sorgt für ein gesundes Körpergefühl. Spirulina reinigt und heilt. Viele Viren haben bei einer regelmäßigen Einnahme von Spirulina keine Chance.

Die enthaltenen Omega-Fettsäuren stärken das Herz und können Krankheiten wie Diabetes, Osteoporose und Arthritis bekämpfen. Auch das Vitamin B12 ist nicht zu unterschätzen. Es kann vom Körper nicht selbst hergestellt werden und muss diesem daher von außen zugeführt werden. Vitamin B12 unterstützt die Zellteilung und das Zellwachstum, ist gut für das Nervensystem und wirkt sich positiv auf das Herz-Kreislauf-System aus.

Doch das ist noch nicht alles, was Spirulina zu bieten hat. Enthalten ist in der Alge auch ein hoher Anteil an Beta-Carotin, aus dem der Körper Vitamin A herstellt. Dieses wiederum unterstützt die Zahngesundheit, stärkt die Knochen und bildet schöne Haut.

Spirulina reguliert zudem das Immunsystem, unterstützt die Leber bei der Entgiftung, wirkt entzündlichen Prozessen entgegen, verzögert den Alterungsprozess, hilft bei der vermehrten Bildung von roten und weißen Blutkörperchen und erleichtert die Verdauung. Spirulina wird gerne unterstützend bei einer Diät eingenommen, da die Alge kaum Fett enthält und zudem mit wenigen Kalorien punktet.

Dies sind nur einige Punkte auf der schier endlosen Liste der positiven Vorzüge dieser Alge, die vollkommen zurecht die Bezeichnung Superfood verdient.

Spirulina macht nicht nur gesund, sondern auch schön

Spirulina wirkt sich weiterhin positiv auf Haut und Haare aus. Durch eine regelmäßige Einnahme wird der Körper entgiftet, da Schlacken wesentlich besser ausgeleitet werden können. Die Haut wird reiner und straffer. Schadstoffe werden besser abgebaut, da der Stoffwechsel angetrieben wird. Inhaltsstoffe wie Vitamin A und B12 sind ein optimales Mittel gegen Augenschatten und lassen die Augen wieder strahlen.

Ganze Pflegeserien haben sich mittlerweile auf Spirulina als Hauptwirkstoff konzentriert. Spirulina ist also nicht nur ein Nahrungsergänzungsmittel nutzbar, sondern kann von der Maske bis zum Lippenpflegestift in die regelmäßige Schönheitsroutine integriert werden. Die Alge ist somit nicht nur Superfood, sondern ein echter Allrounder.

Spirulina und Diabetes

Auf der Liste der heilenden Wirkung von Spirulina wird immer wieder vermerkt, dass selbst Diabetes-Symptome gelindert werden können. Koreanische Forscher wollten dies genauer herausfinden und widmeten sich daher einer eingehenden Studie. An dieser nahmen 37 Diabetespatienten mit Typ-2-Diabetes teil. Die Patienten wurden in zwei Gruppen unterteilt. Eine davon sollte regelmäßig Spirulina zu sich nehmen (8 Gramm täglich), die andere diente als Kontrollgruppe.

Nach 12 Wochen konnten die ersten Ergebnisse festgestellt werden. Die Patienten, die Spirulina zu sich nahmen, hatten niedrigere Blutdruckwerte als zuvor und auch der Wert an Triglyceriden war gesenkt. Sowohl Triglyceriden als auch der Blutdruck sind bei Patienten, die an Typ-2-Diabetes leiden, typischerweise erhöht.

Doch dies war noch nicht alles, was die Forscher feststellen konnten. Während der Plasmaspiegel des Adiponektin stieg, sank der Malondialdehyd-Wert. Oxidativer Stress wurde also reduziert, während der Schutz vor Herzinfarkten stieg.

Spirulina als Nahrungsergänzungsmittel sind also eine sinnvolle und wirksame Erweiterung der Behandlung von Diabetes.

Süßholzwurzel

Eine Heilpflanze, die es sogar als Süßigkeit begehrt ist

Gesund und lecker – das muss sich nicht gegenseitig ausschließen. Bei der Heilpflanze Süßholz ist der Name sprichwörtlich Programm - sie wird für ihren süßlichen Geschmack geschätzt, liefert der eingedickte Wurzelsaft des Süßholzes die Zutat für eine überaus beliebte Süßigkeit: Lakritze. Daraus werden Lutschbonbons oder die bekannten Lakritzschnecken gemacht. Doch eine Heilpflanze wäre nicht eine Heilpflanze, wenn sie nicht auch etwas für die Gesundheit tun würde. Daher ist die Süßholzwurzel auch gut gegen Husten, beruhigt den Magen und wirkt zudem entzündungshemmend.

Wissenswertes über die Süßholzwurzel

Der lateinische Name der Süßholzwurzel lautet Glycyrrhiza glabra. Das Süßholz ist in der Natur als Staude zu finden. Das Gewächs erreicht eine Höhe von bis zu zwei Metern und verfügt über gelbliche Wurzel, die in ihrer Optik an Holz erinnert. Ebenfalls zu finden sind herzförmige Fliederblättchen mit bläulichen Blüten. Süßholz ist vor allem in den Mittelmeergebieten und in Westasien beheimatet. Die Blühzeit dauert lediglich von Juni bis Juli.

Süßholzwurzeln werden vornehmlich wild gesammelt. Das bedeutet, dass während des Wachstums keinerlei Dünger oder Pflanzenschutzmittel zum Einsatz kommen. Süßholz steht also für Natur pur und bietet eine reine Qualität.

Im Jahr 2012 wurde die Süßholzwurzel sogar zur Arznei-Pflanze des Jahres gekürt.

Nährwertangaben der Süßholzwurzel

Die Angaben beziehen sich auf je 100 Gramm. Süßholzwurzeln enthalten 356 kcal, 9,9 Gramm Fett, 7,8 Gramm Eiweiss, und 193 Milligramm Magnesium.

In einer Süßholzwurzel sind etwa 400 verschiedene Inhaltsstoffe enthalten. Ein Großteil davon bildet das Glycyrrhizin sowie die Glycyrrhizinsäure.

10 Anwendungsmöglichkeiten von Süßholzwurzeln

1.

Wirkt entzündungshemmend: Das enthaltene Glycyrrhizin und die Glycyrrhizinsäure sorgen dafür, dass körpereigenes Cortison weniger abgebaut wird. Dies kann der Bekämpfung von Entzündungen zuträglich sein.

2.

Hemmt die Verbreitung von Pilzen, Bakterien und Viren.

3.

Lindert Bauchkrämpfe.

4.

Hilft bei zu viel Magensäure.

5.

Gut bei Erkältungen und Hustenreiz, da es auswurffördernd und schleimlösend wirkt.

6.

Fördert bei Frauen die Libido.

7.

Reinigt das Blut (Nierentätigkeit wird angeregt und das Ausscheiden von Abfallstoffen von den Körperzellen wird erleichtert) und unterstützt so auch Schlankheitskuren und Behandlungen gegen Rheuma.

8.

Steigert den Blutdruck. Ideal also für Patienten mit niedrigem Blutdruck. Bluthochdruck-Patienten sollten Süßholz dagegen nur in Maßen genießen.

9.

Fördert die Verdauung, da eine leichte abführende Wirkung gegeben ist.

10.

Das Kauen an Süßholzstangen mindert Heißhunger-Attacken.

Für die kleine Nascherei zwischendurch

Eine Süßholzwurzel ist bis zu 50-mal süßer als Zucker. Dabei kommt sie jedoch vergleichsweise mit lediglich einem Bruchteil an Kalorien und Fett aus. Die zu Lakritz verarbeitete Süßholzwurzel ist daher eine beliebte Nascherei für Jung und Alt, die es in den verschiedensten Formen zu kaufen gibt. Süßwaren-liebhaber schätzen zudem, dass der süßlichen Note hier noch ein Anis-Aroma hinzukommt. Auch die getrocknete Wurzel selbst kann genascht werden. Diese wird einfach gekaut, verliert nach einer Weile ihren Geschmack und wird wieder ausgespuckt. Für manch einen ist das Kauen einer Süßholzwurzel eine willkommene Beschäftigung während der Entwöhnung von Zigaretten.

Verarbeitete Süßholzwurzeln sind jedoch nicht nur im Süßwarenregal zu finden. Auch in Spirituosen und Tees ist die vielseitig einsetzbare Wurzel eine gern genutzte Zutat. Weiterhin verfeinert das Süßholz als Gewürz die unterschiedlichsten Speisen wie Risotto oder Saucen. Der ausgeprägte Eigengeschmack verleiht dem Essen eine ganz eigene, exquisite Note. Daher kommt die Süßholzwurzel auch vermehrt in Sterne-Restaurants zum Einsatz.

Süßholzwurzeln sind in der Apotheke oder auch im Reformhaus oder im Bioladen zu finden. Sie lassen sich hervorragend raspeln, sodass das Pulver schließlich nach eigenem Gusto den Speisen hinzugefügt werden kann.

Auch ein Süßholzwurzel-Tee lässt sich sehr einfach selbst zubereiten. Dazu werden ein bis zwei Teelöffel Süßholzwurzel in eine Tasse gegeben und mit kochendem Wasser aufgegossen. Danach die Mischung etwa 15 Minuten ziehen lassen und durch ein feines Sieb gießen. Fertig ist der Süßholzwurzel-Tee.

Schon die alten Ägypter schätzten Lakritz

Als im Jahr 1922 die Grabstätte des Pharaos Tutanchamun (1347-1339 v. Chr.) untersucht wurde, fand man dort u.a. eine nicht unerhebliche Menge an Süßholzwurzeln. Diese waren Grabbeigaben für das Leben im Jenseits und sollten wahrscheinlich als Proviant für die letzte Reise des Verstorbenen dienen. Auch die alten Ägypter wussten also bereits um die Vorzüge dieser besonderen Wurzel. Dies belegen auch ägyptische Papyrus-Rollen, die zur Überlieferung der damaligen Heilmethoden dienen. So soll es damals ein Süßholz-Getränk mit dem Namen Mai sus gegeben haben.

Lakritz – eine Süßigkeit mit langer Geschichte

Vor vielen Jahrtausenden ging es bezüglich der Süßholzwurzel noch weniger um das Naschen, als um deren heilende Wirkung. Litten die Menschen damals unter Magenschmerzen oder kämpften mit einer Erkältung, nahmen sie Süßholz zu sich.

Sehr praktisch erwies sich die Wurzel auch für die Heerscharen Alexanders des Großen (356-323 v. Chr.). Diese bestritten ihre Feldzüge teilweise mit nur sehr geringen oder gar nicht vorhandenen Wasservorräten. Überstehen ließ sich dies angeblich nur, weil sie sich die Wirkung der Süßholzwurzel zunutze machten. Diese hemmt nämlich die Ausscheidung von Natrium, auch bekannt als Kochsalz, und fördert gleichzeitig die Kalium-Ausscheidung. So war immer ein praktischer Durstlöscher zur Hand.

Die alten Griechen und Römer schätzten ebenfalls die Süßholzwurzel. Ganz gleich, ob Husten oder Entzündung der Schleimhäute vorherrschten - die Ärzte rieten ihren Patienten vermehrt, eine Kur mit Süßholzwurzeln einzulegen.

Im Mittelalter wurde die Wirkung der Süßholzwurzel dann auf ihre ganz eigene Weise interpretiert. Magische Fähigkeiten sollte sie gar haben. Selbst Wunderheilungen seien mit ihr möglich gewesen. Selbst in der Renaissance war die Süßholzwurzel ein fester Bestandteil der Volksheilkunde.

Es sollte aber noch bis zum Jahr 1760 dauern, bis schließlich der Apotheker George Dunhill aus England auf die Idee kam, dem Extrakt der Süßholzwurzel noch einige weitere Zutaten hinzuzufügen. Das Ergebnis was er dadurch erzielte ist das, was bis heute als Lakritz bekannt ist.

Die Süßholzwurzel auch als Mittel gegen Diabetes

Forscher am Max-Planck-Institut für molekulare Genetik wussten um die hervorragende Wirkungsweise der Süßholzwurzel, wenn es um Magenbeschwerden oder auch Atemwegserkrankungen ging. Die Berliner Forscher wollten jedoch herausfinden, ob auch Altersdiabetes (Typ-2-Diabetes) mit Hilfe der Wurzel behandelt werden kann.

Geleitet wurde das Team von Sascha Sauer. Er und seine Forscher stießen bei der essbaren Wurzel auf eine interessante Entdeckung - die Amorfrutine.

Diese neue Wirkstoffklasse sollte ein wichtiger Schritt auf dem Weg zu einer erfolgreichen Behandlung von Diabetes sein.

Das Forscher-Team stellte heraus, dass die Amorfrutine sich direkt an den PPAR-gamma-Rezeptor wenden, sich an ihn binden und ihn dadurch aktivieren. Und eben diese Rezeptoren wirken maßgeblich auf die Stoffwechselvorgänge im Körper ein.

Verschiedene Gene werden aktiviert, denen eine senkende Wirkung der Plasmakonzentration bestimmter Fettsäuren zugeschrieben wird. Auch der Glukosespiegel lässt sich somit positiv senken. Gerade dadurch kommt es zu keiner Insulinresistenz, die als Hauptursache der Altersdiabetes angesehen wird.

Auch wenn es auf dem Markt bereits Medikamente mit einer ähnlichen Wirkung gibt, sehen die Berliner Forscher die Amorfrutine der Süßholzwurzel hier klar im Vorteil, da sie eine überaus gute Verträglichkeit versprechen und nicht zu den bisher bekannten Nebenwirkungen wie Gewichtszunahme o.a. führen.

In Lakritze oder Süßholzwurzel-Tee sei die Konzentration der Amorfrutine jedoch zu gering. Vielmehr muss der Wirkstoff aus der Wurzel extrahiert und industriell produziert werden.

Die Forscher fanden ebenfalls heraus, dass Amorfrutine auch eine entzündungshemmende Wirkung haben und sogar eine Fettleber vorbeugen können.

Zimt

Zimt – mehr als ein leckeres Gewürz

Zimt hat gerade im Winter Hochsaison, wenn er für die weihnachtliche Note in Gebäck und Punsch sorgt. Doch das Gewürz kann noch wesentlich mehr. So empfiehlt sich der Genuss insbesondere auch für Menschen, die an Diabetes leiden, da dem Gewürz eine positive Wirkung auf Blutzucker und Cholesterinspiegel zugeschrieben wird. Zudem gilt Zimt als Fatburner. Wer schon einmal das Gewürz probiert hat, kennt den wohligen Geschmack, den viele gerade mit der kalten Jahreszeit verbinden. Zimt wird als wärmendes Gewürz bezeichnet. Er regt den Stoffwechsel an und stellt einen aktiven Metabolismus, der gerade bei einer Diät sehr zuträglich ist, dar.

Woher kommt eigentlich Zimt?

Den meisten Menschen ist Zimt als Gewürz in Form von bräunlichem Pulver bekannt, das in jedem Supermarkt erworben werden kann. Auch Zimtstangen werden im Handel angeboten. Was die meisten Liebhaber jedoch nicht wissen: Zimt wächst sprichwörtlich an Bäumen.

Gewonnen wird Zimt nämlich aus der getrockneten Rinde von Zimtbäumen, die zur Familie der Lorbeergewächse gehören. Vor allem der Echte- oder

Ceylon-Zimtbaum ist hier für eine Ernte sehr interessant.

Ceylon-Zimt gehört zu den teureren Zimtsorten. Er wird auch als Kaneel bezeichnet und stammt ursprünglich aus Sri Lanka und Indien. Heute ist Ceylon-Zimt weiter verbreitet und wird auch u.a. auf Madagaskar und Martinique angebaut. Cassia-Zimt, oder auch Chinesischer Zimt genannt, ist dagegen u.a. in Sumatra, Vietnam und Japan zu finden.

Die Verarbeitung von Zimt

Für die Zimtstangen wird ein Stück der Innenschicht der Rinde des Zimtbaumes verarbeitet. Die Rinde wird von dem Holz entfernt und anschließend getrocknet. Alle ein bis zwei Jahre etwa können die Schösslinge abgeschnitten und von diesen dann die Rinde abgezogen werden. Durch den anschließenden Trocknungsprozess rollt sie sich in die typische Form des Stangenzimts zusammen. Die Rinde wird dabei möglichst fein geschnitten, um das Aroma noch zu verstärken. Gern werden mehrere dieser sehr dünnen Rindenschichten zum Trocknen ineinander geschoben.

Für das Pulver, das gerade auf dem europäischen Markt sehr gefragt ist, wird der Zimt zusätzlich noch gemahlen.

Bewertung von Zimt

Feinschmecker wünschen sich natürlich möglichst qualitativ hochwertigen Zimt. Es wurde daher eine eigene Einheit eingeführt, anhand derer sich die Qualität des Zimts bestimmen lässt. Zu beachten ist daher auf eine Nummernangaben, Ekelle genannt. 00000 steht dabei für eine sehr hohe Qualität, während die Angabe 0 Zimt bezeichnet, der qualitativ weiter unten anzusiedeln ist, jedoch geschmacklich meist durchaus mit den preishöheren Varianten mithalten kann.

Geschichte des Zimts

Zimt gehört zu den ältesten Gewürzen der Welt und galt lange als überaus wertvoll.

Als Heimat des Ceylon-Zimts gilt Sri Lanka. Um 1498 hat dort Vasco da Gama, ein portugiesischer Seefahrer, an den Insel Ceylon angelegt und die Entdeckung des Zimtbaumes gemacht. So gelangte der Zimt nach Europa und ist heute aus allen Küchen praktisch nicht mehr wegzudenken.

In der chinesischen Küche wird Zimt bereits sogar seit mehr als 4000 Jahren genutzt.

Die Ägypter setzten dagegen weniger auf die Würzkraft zur Zubereitung von Speisen, sondern nahmen Zimt zur Einbalsamierung von Mumien.

Sogar in der Bibel wird Zimt erwähnt (als Zimmet bezeichnet). So sollte er ins Trinkwasser gegeben werden, da das Gewürz in der Lage war, das Wasser von Krankheitserregern zu reinigen. Zudem war Zimt Bestandteil des heiligen Salböls.

Eine geschichtliche Anekdote rund um den Augsburger Kaufmann Anton Fugger bezeugt zudem, welcher Geldwert Zimt damals zugeschrieben wurde. So schürte Fugger um 1530 ein Feuer aus Zimtstangen und verbrannte auf diesem die Schuldscheine Karls V. Auf diese Art wollte der Kaufmann seinen Reichtum vorführen.

Auch wenn Zimt heute zu den beliebtesten Gewürzen gehört, wird ihm nicht mehr die anfängliche Kostbarkeit zugeschrieben. Dies liegt vor allem an den riesigen Zimt-Plantagen, wie sie in Indonesien vorzufinden sind. Das Gewürz wird dadurch zur Massenware und ist mittlerweile sehr günstig im Handel zu kaufen.

Was kann Zimt?

Zimt ist ein beliebtes Gewürz. Es verleiht Tee oder Punsch ein angenehmes Aroma, wird aber ebenso zum Backen oder für die vorderorientalische Küche eingesetzt. Desserts oder Gebäck beigefügt, sorgt es für eine würzige, süßliche Note.

Das Gewürz hat aber nicht nur geschmackliche, sondern auch gesundheitliche Vorteile.

Schon eine geringe Menge Zimt senkt den Cholesterinspiegel. Bei Typ-2-Diabetes kann zudem eine verbesserte Regulierung des Blutzuckers eintreten. Sogar eine entzündungshemmende Wirkung hat das Gewürz. Arthritis Schmerzen können mit einer regelmäßigen Einnahme bekämpft werden. Zimt ist auch gut bei Magen- und Darmerkrankungen. Er hilft gegen Reizdarmbeschwerden, lindert Blähungen und Magenverstimmungen und befreit sogar von Regelschmerzen.

Die durch Zimt gelieferten Antioxidantien sind zudem gut für das Herz und senken das Risiko von Herzerkrankungen.

Weil Zimt ein warmes Gewürz ist, das einfach gut schmeckt und gut riecht, kurbelt es die Energie und das Wohlbefinden an.

Empfohlen wird, täglich einen halben Teelöffel Zimt zu sich zu nehmen. Dieser kann in Heißgetränke gemischt oder zum Süßen auf ein Stück Apfel gegeben werden.

Zimt wird auch sehr gern als Duftöl genutzt, da der Duft eine angenehme, beruhigende Wirkung hat.

Was ist enthalten

Das charakteristische Aroma von Zimt ist dem Zimtöl zu verdanken, das in den Zimtbäumen enthalten ist. In ihm sind 75% Zimtaldehyd zu finden. Bei Ceylon-Zimt (die Zimtvariante, die hierzulande besonders geläufig ist) kommt noch Eugenol, bei Cassia-Zimt Cumarin als typischer Aromastoff hinzu. Cassia-Zimt ist etwas schärfer im Geschmack als Ceylon-Zimt.

Weitere Inhaltsstoffe von Zimt sind Gerb- und Schleimstoffe

Wichtig für die Senkung des Blutzuckers ist das Polyphenol MHSP, das sich an die Insulinrezeptoren richtet.

100 Gramm Zimt enthalten 272 kcal. Darin enthalten sind 3,2 Gramm Fett, 3,9 Gramm Eiweiss, 56 Gramm Magnesium und 56 Gramm Kohlenhydrate.

Tagesdosis nicht überschreiten

Die Tagesdosis von etwa 2-4 Gramm (entspricht in etwa einem vollen Teelöffel) Zimt sollte nicht überschritten werden. Zimt enthält den Stoff Cumarin, dem bei übermäßigem Genuss eine leberschädigende Wirkung nachgesagt wird. Cassia-Zimt hat einen höheren Cumarin-Gehalt als Ceylon-Zimt. Eine maßvolle Einnahme von Zimt ist jedoch gesundheitlich unbedenklich und hat, ganz im Gegenteil, eine gesundheitsfördernde Wirkung.

Wissenschaftliche Studien über Zimt

Internationale Wissenschaftler haben sich angeschickt, die positive Wirkung von Zimt auf die Gesundheit auch durch Studien zu belegen.

Mittlerweile gibt es eine Vielzahl an Studien, die aufzeigen, dass eine blutzuckersenkende Wirkung durchaus gegeben ist. Besonders hervorzuheben sei an dieser Stelle vor allem eine Studie von pakistanischen Wissenschaftlern. Diese haben sich an der Peshawar Universität mit amerikanischen Kollegen zusammengetan und verschiedenen Probanden eine tägliche Portion Zimt bereitgestellt. Bis zu 6 Gramm täglich nahmen die Patienten im Zuge dieser Studie ein und wurden über mehrere Wochen gesundheitlich überwacht. Im Durchschnitt sank der Blutzucker um bis zu 20%. Im Vergleich dazu wurde eine Kontrollgruppe eingerichtet, die keinen Zimt zu sich nahm. Hier wurde keine signifikante Senkung des Blutzuckerspiegels festgestellt.

Die Studie an der Peshawar Universität fand unter der Leitung von Prof. Dr. Richard Anderson statt. Dieser ließ nach dem Ergebnis der Studie verlauten, dass dieses Ergebnis eher zufällig erzielt wurde. Untersucht wurde die Wirkung verschiedener Lebensmittel. Es sollte festgestellt werden, welche davon einen Effekt auf den Blutzuckerspiegel haben und welche nicht. Zu den getesteten Lebensmitteln gehörte auch ein Apfelkuchen, der mit Zimt verfeinert war. Wurde zuerst davon ausgegangen, dass der Kuchen genau die gegenteilige Wirkung erzielen würde, fand man danach heraus, dass es am Zimt lag, welcher den Blutzucker nicht weiter anstiegen ließ, sondern vielmehr zum Abfallen anregte.

Nachwort

Ich hoffe, dass ich Ihnen mit diesem Folgeband Ihre Sichtweise über Superfoods ein wenig erweitern konnte.

Wichtig ist, dass das Thema **„Superfood"** für Sie nicht nur Theorie bleibt. Beginnen Sie ab heute, einige Superfoods für Ihren persönlichen Beitrag: "Gesundheit" in irgendeiner Form anzuwenden und spüren sie in den nächsten Tagen (Wochen), wie ihr Körper auf diese Maßnahme reagiert.

Ich wünsche Ihnen alles Gute und vor allem viel Gesundheit...

Ihr
Michael Iatroudakis

Quellenangaben

Acai Beeren:

http://www.acai-kapsel.de/

http://eatsmarter.de/ernaehrung/news/acai-beeren

http://www.acaibeereninfo.info/acai-beeren-
ursprung-anbau-herkunft/geschichte-der-acaibeere-
erfahre-mehr-ueber-die-legende-der-acaibeeren.html

http://www.kalorien-ratgeber.de/die-erstaunliche-
wirkung-der-acai-beere/

http://www.die-acai-beere.de/vorteile

http://www.acaibeere.net/was-ist-die-acai-beere/

http://www.naturinstitut.info/acai-beere.html

Acerola Kirsche:

http://www.essen-und-trinken.de/exotische-
fruechte/acerola-kleine-warenkunde-1017643.html#

http://www.apotheken-umschau.de/Acerola

http://www.cysticus.de/aktuelles/acerola-
kirsche.html

http://www.4natur.com/Deutsch/DeutTxt/Acerola.
html

Coenzym Q 10:

http://www.zentrum-der-gesundheit.de/coenzym-Q10-wirkung-ia.html

http://de.wikipedia.org/wiki/Ubichinon-10

http://www.philognosie.net/index.php/tip/tipview/1235/

http://www.zentrum-der-gesundheit.de/coenzym-Q10-wirkung-ia.html

Ginko biloba:

http://www.docjones.de/wirkstoffe/ginkgo-biloba

http://www.gingium.de/ginkgo-gedaechtnis-gehirnjogging/ginkgo/

http://www.medienwerkstatt-online.de/lws_wissen/vorlagen/showcard.php?id=3933

http://de.wikipedia.org/wiki/Ginkgo

http://www.docjones.de/wirkstoffe/ginkgo-biloba/ginkgo-biloba-blaetter-extrakt

http://www.phytodoc.de/heilpflanze/ginkgo/

Ginseng:

http://www.zentrum-der-gesundheit.de/ginseng-ia.html

http://de.wikipedia.org/wiki/Ginseng

http://ptaforum.pharmazeutischezeitung.de/index.php?id=65

http://www.fidgesundheitswissen.de/pflanzenheilkunde/ginseng/wie-ginseng-wirkt-und-wie-sie-ihn-anwenden/103058341/

http://www.florafarm.de/de/ueberginseng/ihrefragen-unsereantworten/page.html

http://info.kopp-verlag.de/medizin-und-gesundheit/gesundes-leben/pf-louis/studie-beweist-ginseng-verlaengert-das-leben-von-maennern.html

http://www.heilkraeuter.de/lexikon/ginseng.htm

Jiaogulan:

http://www.heilkraeuter.de/lexikon/jiaogulan.htm

http://www.kraeuterweisheiten.de/ginseng-und-jiaogulan.html

http://www.dithmarschen-wiki.de/Jiaogulan

http://www.ihr-wellness-

magazin.de/gesundheit/naturheilmittel/jiaogulan-
pflanze-und-ihre-wirkung.html

http://www.zauber-kraut.de/kraut-der-
unsterblichkeit

http://www.naturpark-apotheke.at/jiaogulan

Propolis:

http://de.wikipedia.org/wiki/Propolis

http://heilen-mit-propolis.de/buch/wirkungsweise-
des-propolis.htm

http://www.gesundheit.de/medizin/naturheilmittel/
hausmittel/propolis

http://www.gesundheit.de/medizin/naturheilmittel/
hausmittel/propolis-inhaltsstoffe-und-anwendung

http://propolis.heilen-mit-
naturheilkunde.de/anwendung.htm

http://propolis.heilen-mit-
naturheilkunde.de/krankheiten/

http://www.apitherapie.de/dab-
ev/bienenprodukte/propolis.html

http://www.karlheinz-
graf.de/js/imkerei/propolis.php

http://www.carstens-stiftung.de/artikel/bienen-

liefern-nicht-nur-wertvollen-honig.html
http://gutepillenschlechtepillen.de/pages/archiv/jahr
gang-2010/nr.-1-jan.feb.-2010/propolis-bienenkitt-
fuer-menschen.php

Spirulina:

http://info.kopp-verlag.de/medizin-und-
gesundheit/gesundes-leben/willow-tohi/spirulina-
was-sie-ueber-dieses-gesunde-superfood-wissen-
sollten.html
http://www.zentrum-der-gesundheit.de/eiweiss.html
http://www.gesundheit.de/ernaehrung/naehrstoffe/
vitamine/vitamin-b12-cobalamin
http://www.das-
gesundheitsportal.com/sites/spirulina.html
http://de.wikipedia.org/wiki/Spirulina
http://www.gesundheit.de/ernaehrung/leicht-
abnehmen/spirulina
http://de.wikipedia.org/wiki/Cyanobakterien
http://www.alternativheilung.eu/html/alge_spirulina.
html
http://info.kopp-verlag.de/medizin-und-
gesundheit/gesundes-leben/pf-louis/studie-wirbt-

fuer-spirulina-als-functional-food-im-diabetes-management.html

http://www.biothemen.de/Qualitaet/algen/spirulina.html

http://www.spirulina-algen.net/

Süßholzwurzel:

http://www.apotheken-umschau.de/heilpflanzen/suessholz

http://gesuenderabnehmen.com/abnehmen/naehrwerte-kalorien-suessholz.html

http://eatsmarter.de/ernaehrung/news/suessholz

http://www.rp-online.de/leben/gesundheit/medizin/lakritz-die-zehn-spannendsten-fakten-bid-1.3697146

https://www.haribo.com/deDE/verbraucherinfo/lakritz/allgemein.html

http://www.heilkraeuter.de/lexikon/suessholz.htm

http://www.mpg.de/5612131/amorfrutine_diabetes

http://www.pharmazeutische-zeitung.de/index.php?id=41709

Zimt:

http://www.zentrum-der-gesundheit.de/zimt.html

http://de.wikipedia.org/wiki/Zimt

http://www.gewuerzkarawane.de/zimt.html

http://www.phytodoc.de/heilpflanze/zimt/aussehen -herkunft/

http://www.gewichterverlust-fuer-alle.com/gesundheitliche-vorteile-von-zimt

http://brf.be/ratgeber/164820/

http://www.bibelkommentare.de/index.php?page=di ct&article_id=6

http://www.fidgesundheitswissen.de/pflanzenheilku nde/zimt/zimt-inhaltsstoffe-und-wirkung/

http://www.dr-feil.com/lebensmittel/ceylon-zimt-cumarin-gesundheit.html

http://gesuenderabnehmen.com/abnehmen/naehrwe rte-kalorien-zimt.html

http://gesundealternativen.de/2013/05/19/zimt-bei-diabetes-typ-2/

Über den Autor

Lizenzierter Fitnesstrainer und -Lehrer, zertifizierter MovNat-Trainer, Ausbildung zum Heilpraktiker, Ernährungsberater. Befasst sich seit über 15 Jahren mit alternativen Heilmethoden und Energiearbeit.

Bereits erschienen (Bücher / eBooks):

Die Matrix-Diät:„Abnehmen m. Körper, Geist & Seele"

Der Smoothie-Guide:…ein unterhaltsamer Ratgeber

Xylit:„Das süße Wundermittel"

Der Paleo-Lifestyle: Steinzeitfitness im 21. Jahrhundert

Der Matcha Tee: Das grüne Wunder aus Japan

Das Kokosöl: Das Geheimnis äußerer Schönheit, stabiler Gesundheit und grenzenloser Energie

Die Steinzeit-Diät: In 28 Tagen zum Wohlfühlgewicht

Die Smoothie-Diät: Gesund und lecker abnehmen mit selbstgemachten Smoothies

Kolloidales Silber: Das natürliche Antibiotikum für Mensch, Tier und Pflanze

Moringa Baum: Mehr Gesundheit, mehr Energie und jünger aussehen mit dem Wunderbaum

Die Zistrose: Das Wunderkind unter den Heilpflanzen

Omega 3: Die wiederentdeckte Fettsäure gegen Herz-Kreislauferkrankungen...

4 SuperFoods: Matcha-Tee, Kokosöl, Moringa-Baum, Zistrose (Sammelband 1)

Vitamin D: Das Superhormon gegen Herz-Kreislauferkrankungen, Krebs, Depressionen, Grippe und mehr...

Projekt Diät: Artgerecht zum Wohlfühlgewicht / Sammeband

Wasser: Das Lebenselixier für Gesundheit, Vitalität und Wohlbefinden

Vitamin K: Das vergessene Vitamin

Der Vitamin D & K Faktor: Der Rundumschutz für chronische Erkrankungen

4 Super-Foods: Vitamin D, Wasser, Gerstengrassaft, Omega 3 (Sammelband 2)

Die Steinzeiternährung / Paleo 30: Das 30 Tage Programm für Anfänger

Krafttraining: Kraft ist die bessere Medizin / Krafttraining für Anfänger

Die Löffel-Liste: Dinge die Sie tun sollten bevor Sie ablöffeln

Therapie Sport: Die unterschätzte Heilkraft der Bewegung

Smoothie Guide Kompakt: Wie Eltern es schaffen, dass ihre Kinder Obst und Gemüse essen

Intermittierendes Fasten: Mehr Energie, mehr Gesundheit durch Kurzeit-Fasten

Der Detox-Plan: Gesundheit, Lebensenergie und jünger aussehen durch natürliche Entgiftung

Super Detox: Mehr Lebensenergie durch Fasten und Entgiftung (Sammelband)

Zucker: Die (süße) tödliche Verführung [Fettleibigkeit, ADHS, Herz-Kreislauferkrankungen...

Kokoswasser: Das Natürliche Elixier des Lebens (Anti-Aging, Entgiftung, Sport, Kokosnuss…

Die Kokosnuss: Die Wunderfrucht aus den Tropen (Sammleband)

10 Superfoods: Powerfoods für mehr Gesundheit, mehr Lebensenergie und natürliches Anti-Aging

Kakao: Die wundersame Heilkraft der Kakaobohne

Kokosöl: Das Wunder-Öl in der täglichen Praxis …über 17 Anwendungsmöglichkeiten

Weitere Neuerscheinungen siehe unter:

www.my-kindle-ebooks.de

Homepage:

www.smoothie-guide.de

www.xylit-xylitol.com

www.der-paleo-lifestyle.de

Ich gebe Ihnen eine Garantie

Mir ist es sehr wichtig, dass Sie aus diesem Buch den größtmöglichen Nutzen ziehen. Sollten Sie dennoch enttäuscht sein und Sie keinerlei Nutzen verzeichnen könnten, dann schreiben Sie mir eine E-Mail und ich erstatte Ihnen ohne Wenn und Aber den Kaufpreis zurück.

In dieser Hinsicht vertraue ich Ihnen als ehrlichem Menschen.

Bitte um ein Feedback

Eine persönliche Bitte:

- Sollte irgendetwas in diesem Buch nicht stimmen.

- Sollte eine Behauptung nicht richtig sein.

- Haben Sie einen Abschnitt/oder ein Kapitel nicht verstanden?

- Haben Sie sich über einen Satz/einen Abschnitt aufgeregt?

- Habe ich irgendwo undeutliche Formulierungen benutzt?

Und ergänzend alles andere…

Dann nehmen Sie mit mir Kontakt auf:

info@my-kindle-ebooks.de

Dieser Weg ist mir lieber, als wenn der Leser dieses Buch mit negativen Gefühlen beschließt.

Berichten Sie mir Ihre persönlichen Erfahrungen mit Superfoods, ich würde mich über Ihr Feedback freuen…

Rechtliches

Der Autor übernimmt keine juristische Verantwortung und keinerlei Haftung für Schäden, die aus der Benutzung dieses E-Books / Buch entstehen. Außerdem ist der Autor nicht verpflichtet, Folge- oder mittelbare Schäden zu ersetzen. Gewerbliche Kennzeichen- und Schutzrechte bleiben von diesem Titel unberührt.

Das Werk ist einschließlich aller Teile urheberrechtlich geschützt. Das vorliegende Werk dient nur dem privaten Gebrauch. Alle Rechte, auch die der Übersetzung, des Nachdrucks und der Vervielfältigung dieses Titels oder von Teilen daraus, verbleiben beim Autor.

Ohne die schriftliche Einwilligung des Autors darf kein Teil dieses Dokumentes in irgendeiner Form oder auf irgendeine elektronische oder mechanische Weise für irgendeinen Zweck vervielfältigt werden.

Haftungsausschluss/Disclaimer

Der Besuch unserer Seiten kann nicht den Arzt ersetzen. Suchen Sie bei unklaren oder heftigen Beschwerden unbedingt einen Arzt auf! Die Informationen auf unseren Seiten sind vom Autor und Verlag sorgfältig recherchiert und zusammengestellt worden.

Dennoch kann keine Garantie übernommen werden. Die hier dargestellten Informationen dienen nicht Diagnosezwecken oder als Therapieempfehlung. Eine Haftung des Autors und Verlages für Personen-, Sach- und Vermögensschäden durch die Gesundheitstipps und Rezepte auf unseren Seiten wird ausgeschlossen.

Herausgeber:

Michael Iatroudakis
Drewitzer Str. 1
14478 Potsdam
Tel. 0160-12 444 15
Email: info@my-kindle-ebooks.de